여자는 체력

근육운동부터 자기방어까지
운동 코치 박은지의 내 몸 단련법

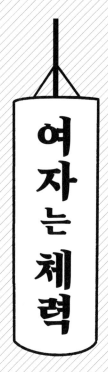

여자는 체력

박은지 지음

메멘토

들어가며

최근 서울의 한 여자 중학교 1학년생들에게 자기 몸에서 가장 신경 쓰이는 부위를 그려 보고, 왜 그런지 말해 달라고 했다. 이때 학생들이 마치 약속이라도 한 것처럼 비슷한 말을 했다.

"저는 키가 너무 작아요. (또는 커요.)"

"다리가 짧아요. (또는 굵어요, 털이 많아요.)"

"배(또는 허리, 옆구리, 허벅지, 팔, 목)에 살이 쪘어요."

"목에 주름이 있어요."

"피부가 까매요. (또는 하얘요.)"

"얼굴(또는 머리통)이 커요."

세상이 바뀌었다지만 여자아이들이 자기 몸을 혐오하는 것은 내가 중학생이던 20여 년 전과 다르지 않았다. 자기 몸에 만족한 아이는 50명 가운데 세 명밖에 안 되고, 나머지는 실체 없는 몸과 자기 몸을 비교하며 스스로 못났다고 생각했다. 실체 없는 몸이란 세상이 요구하는 여성의 몸, 미디어에서 끊임없이 재생되는 몸, 가슴과 엉덩이만 풍만해 보이도록 이미지 보정 프로그램을 통해 깎이거나 부풀려진 몸이다. 그리고 이런 몸이 되려면 어떻게 해야 하는지를 앵무새처럼 반복해서 말하는 운동책은 차고 넘친다. 하지만 남이 아니라 나 자신이 내 몸을 어떻게 바라봐야 할지, 어떻게 하면 건강하게 나이 들어갈지를 이야기하는 책은 아직 많지 않다. 운동과 자기방어를 가르치는 코치로서, 긴 세월 동안 내 몸을 지독히 혐오한 여성으로서 나는 직접 몸으로 겪으면서 알게 된 '여성과 운동'에 관해 이야기하고 싶었다.

운동을 할 필요는 느끼지만 어떻게 시작해야 할지 모르는 사람, 넘쳐 나는 다이어트 정보 가운데 무엇을 믿어야 할지 고민하는 사람, 자기에게 맞는 운동 센터와 운동 코치를 찾고 싶은 사람, 나이가 많아서, 질환이나 장애가 있어서 운동을 하고 싶어도 못하는 사람이 많다. 그들에게 어떻게 운동을 시작하고 건강을 지킬 수 있는지 차근차근 설명하는 마음으로 이 책을 썼다.

책의 첫머리에는 다이어트라는 이름으로 내 몸을 학대한 나날을 거쳐 운동처방사라는 직업을 갖게 된 나 자신의 이야기를 담았다. 1부 '운동싫어증의 시작, 학교 체육'에서는 유년기를 지나 '여성'이라는 사회적 범주에 막 진입하는 청소년기에 겪는 감정을 살펴보고, 다양성을 존중하는 체육 수업의 예를 제시해 봤다. 2부 '내 몸, 얼마나 아나'에서는 체중계 숫자에 얽매이지 않으면서 몸의 느낌을 스스로 판단하는 방법과 나잇살, 퇴행성 질환에 대한 관점을 이야기한다. 3부 '내 몸에 맞는 다이어트'에서는 사람들이 다이어트를 시작하는 이유에 초점을 맞춰 다이어트를 다시 정의하고, 구체적인 다이어트 방법을 알아본다. 즉 더 나은 삶, 자신이 바라는 삶을 향한 마음에 주목했다. 4부 '지금 바로 준비운동'에서는 운동 목표를 세우는 것부터 시작해 좋아하는 운동을 부상 없이 꾸준히 하는 요령을 제시한다. 5부 '나에게 딱 맞는 운동 찾기'에서는 몸 상태에 따라 어디서, 어떻게 운동을 해야 하는지부터 장애인과 비장애인이 함께하는 통합 수업의 사례를 소개한다. 6부 '운동이 삶을 바꾼다'에서는 통증을 예방하는 바른 자세와 핵심 체력을 기를 수 있는 운동법을 알아보고, 존엄하고 건강하게 나이 드는 삶을 상상해 본다. 끝으로 부록에는 자기방어 훈련의 주요 내용과 필요성을 설명하고, 크로스핏·타격기·필라테스 등 다양한 운동의 특징을 정리했다.

이 책이 세상에 나올 수 있었던 것은 메멘토 박숙희 대표의 집념과 열정(솔직히 말하면 당근과 채찍), 기쁠 때나 슬플 때나 물심양면으로 지원해 준 친구들, 맛있는 건 꼭 나눠 먹는 이웃들, 부족한 나를 믿고 열심히 운동 수업에 나와 주신 수강생들, 살림의료복지사회적협동조합을 만들고 이끌어 나간 페미니스트 동지들 그리고 지금까지 나를 키워 주신 부모님 덕분이다. 모두에게 고맙고, 또 고맙다.

5부 나에게 딱 맞는 운동 찾기

6부 운동이 삶을 바꾼다

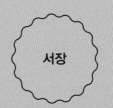

서장

비만아가 운동처방사가 되기까지

거침없던 유년기와 움츠러들던 사춘기

도시에서 나고 자랐지만 어릴 때부터 나는 자연을 정말 좋아했다. 내가 살던 아파트 단지 바로 옆에 아이들이 편하게 올라갈 수 있는 산이 있었다. 개발되지 않은 땅도 주변에 많았는데, 그런 땅에 설치된 철조망의 개구멍으로 들어가면 어린 눈에 광활하게 보이는 초원 같은 풀숲이 펼쳐졌다. 가까이 다가가면 조용해지는 풀벌레, 빨갛고 작은 열매, 짙은 녹색 카펫처럼 깔린 토끼풀 등 천지가 다 놀잇감이었다. 곤충채집이나 술래잡기를 하며 뛰어놀기에 아주 좋았다. 발로 하는 스쿼시처럼 벽에 공을 차면서 혼자

놀기도 하고, 친구들과는 피구나 축구를 했다. 거의 매일 새벽부터 농구공을 팡팡 튀기며 돌아다니다 보니, 1층에 살던 아저씨한테는 동네 사람들 잠을 다 깨우는 아이라는 타박을 받기도 했다. 그래도 시간 가는 줄 모르고 노는 나 때문에 어머니는 저녁마다 "은지야, 들어와라!" 하고 외쳐야 했다. 눈뜨고부터 잠자리에 들 때까지 천둥벌거숭이처럼 뛰어놀기만 한 유년기에 나는 가장 자유롭고 즐거웠다.

그런데 '산, 계곡, 공, 자전거, 인라인스케이트' 같은 단어가 일으키던 설렘은 내 몸에 사춘기의 변화가 시작되면서 누가 억지로 끊어 낸 듯 아프게 떨어져 나갔다.

"에그, 여자애가 왜 이렇게 과격하니?"

"무슨 여자애 목소리가 그렇게 커? 조신하지 못하게!"

사실 그전부터 귀에 못이 박힐 만큼 들은 이런 말에 어느 순간 내 움직임과 목소리가 움츠러들기 시작했다. 다리를 쩍 벌리고 놀다가도 '아차!' 하며 다리를 오므렸다. 이렇게 의식적으로 시작한 자기 검열이 보이지 않는 창살처럼 나를 아예 가둬 버리기까지 오래 걸리지 않았다.

초등학교 5학년 무렵 어느 날, 어머니가 볼록 나온 내 배를 심각한 표정으로 한참 보다 말씀했다.

"아유, 그 배를 어떡하면 좋겠니?"

배? 이때까지만 해도 내 배가 어떤 모양이어야 하는지는 전혀 신경 쓰지 않았다. 그런데 어머니의 눈빛과 말투에서 뭔가 잘못됐다는 걸 감지하고 겁이 나기 시작했다. 그전에도 어머니가 다른 사람들한테 내 얘기를 하면서 '은지가 살이 찌는 것 같아 걱정'이라는 말을 종종 하셨지만 나는 개의치 않았다. 더 정확히 말하자면 그런 말이 뭘 뜻하는지도 몰랐다. 성별과 나이에 따라 몸에 대해 암묵적이면서도 노골적인 평가 기준이 있다는 것을 몰랐기 때문이다.

"밥 먹고 그렇게 드러눕지 마라. 살찐다."

"잘 시간인데 뭘 또 먹니?"

내 몸이 불어날수록 어머니의 잔소리도 심해졌다.

"다른 집 엄마들은 딸이 밥 더 먹으려고 하면 소금을 확 친다더라."

밥 한 그릇 더 먹으려고 일어나는 내게 이렇게 면박을 주었다.

"저기 저 여자 살찐 것 좀 봐라. 너도 지금부터 조심하지 않으면 저렇게 돼."

지나가는 사람을 보고 귓속말로 내게 경고도 했다.

어머니가 다른 사람에 대해 내리는 평가는 나에게 절대적인 영향을 주었고, 나는 점점 더 어머니의 시선으로 나 자신과 타인을 평가했다. 그러다 보니 별명이던 '피그'나 '날으는 돈가스'라는 말을 들을 때마다 거슬렸다. 거울을 보면 작은 눈이 옆으로 찢어진 데다 광대뼈가 너무 튀어나온 것 같고 허벅지, 엉덩이, 팔뚝은 옷에 꽉 끼다 못해 터질 듯해서 싫었다. 뚱뚱하고 못생긴 내 모습을 남들이 흉볼 것 같아 몸을 드러내기가 꺼려졌고, 가슴이 볼록하게 나오면서부터는 더 위축되어 어깨까지 구부정해졌다. 어머니와 사회의 '여자는 날씬해야 한다'는 강요를 수긍한 것이다. 뚱뚱한 몸으로는 행복할 수 없다고 여기면서 내 모습을 있는 그대로 존중하거나 사랑하지는 못하게 되었다. 사랑하는 가족에게도 내 모습을 거부당했다고 생각하니 너무 고통스러웠다. 어머니가 바라는 모습의 딸이 될 순 없다고 말할 용기가 없어서 그저 살이 찌면 안 되겠다고만 생각했다.

체중과 외모 하층민의 실상

힙합 바지로 온 길을 청소하고 다니던 중학생 시절, 내 몸이 점점 커졌다. 지금 생각으로는 지극히 당연한 성장인데, 그때는 살찐 내 몸에 대한 비난이 하루에도 수십 번씩 불쑥불쑥 떠올랐다.
'난 뚱뚱해! 난 흉측해!'
옷을 갈아입을 때도, 거울을 볼 때도, 양치질을 하다 치약 거품이 바닥이 아니라 배에 떨어질 때도, 밥숟가락을 입에 넣는 순간에도 머릿속에서 '살쪘네, 살찌겠어, 살 빼야지.'라는 말이 반복해서 울렸다.

살이 찐다는 것은 곧 외모 계급에서 하층으로 밀려난다는 뜻이었다. 대부분 저체중이던 일진들은 자기들과 다른 개성이 있는 경우, 특히 몸이 큰 아이를 보면 얼굴을 찌푸리거나 귓속말을 하고 깔깔거리면서 놀리곤 했다. 하지만 이들도 자칫 잘못해서(?) 살이 찌면 표준체중 계급으로 곤두박질칠 수 있다는 두려움을 가지고 살아갔다. 이미 과체중을 넘어 비만이던 나는 외모 계급의 저 아래에 있었고, 중성적인 외모와 몸가짐 때문에 여자아이들 사이의 서열과 무리 짓기에서 아예 배제되었다. 교실에서 나는 해수욕장 부표처럼 멀리에서 둥둥 떠다니는 존재였다. 친구들에 둘러싸여 즐겁게 지내는 것처럼 보이는 아이들 그리고 자기 마음대로 행동해도 '여자답게' 보이는 아이들이 부러웠다. 내가 외로운 것은 다 내 외모 탓이라고 여겼다. 결국 옴짝달싹할 수 없는 지긋지긋한 학교생활이 끝나면 다시는 이런 몸으로 살지 않겠다고 굳게 마음먹었다.

'살을 뺀다!'

수능을 마친 내가 다이어트를 제대로 해 보고 싶다고 했더니 어머니는 정말 기뻐하면서 동네에 새로 생긴 번쩍번쩍한 주상복합

건물 피트니스 센터에 나를 데려갔다.

"살 빼러 오셨나 봐요?"

한눈에 무쇠 팔, 무쇠 다리 마징가 Z가 떠오르는 관장님이 우리를 맞이했다. 사물함과 사우나 이용권이 포함된 등록비가 꽤 비쌌지만, 3개월 안에 10킬로그램을 빼게 해 주겠다는 관장님의 말에 어머니는 망설임 없이 카드를 내밀었다.

관장님은 살을 빼려면 무조건 유산소운동을 해야 한다고 했다.

"유산소운동이 뭐예요?"

"숨찬 운동이지. 러닝머신, 사이클, 스테퍼로 하는 운동 말이야."

매일 피트니스 센터에서 러닝머신과 사이클을 한 시간, 스테퍼를 20분 정도 이용하면 된다고 했다. 그렇게 3개월을 하면 살이 빠질 거라고.

'간단하네?'

운동에 대해 아무것도 모르던 나는 우선 러닝머신에 올라갔다. 속도를 바꾸면서 걷다가 뛰기를 반복했는데 얼마 안 가 지겨워졌다. 사이클도 마찬가지. 밖에서 자전거를 타면 풍경이 바뀌고 바람이라도 불 텐데, 창문 하나 없는 지하에서 다람쥐 쳇바퀴 돌듯 뱅뱅 페달을 돌리자니 지루하기 짝이 없었다. 그리고 스테퍼는 시시포스의 돌 같은 요물이었다. 진짜 계단은 한 단씩 올라가서 그 끝을 보는 게 제맛인데, 이놈은 한 단 올라가면 스르륵 다시 내려오는 바람에 죽어라 올라가도 제자리다. 이렇게 재미없고 의미 없어 보이는 짓을 3개월 동안 매일 해야 한다니.

'아, 이래서 사람들이 다이어트가 어렵다고 하는구나. 힘들다는 게 다 이유가 있어.'

매일 운동하겠다는 다짐은 점점 물거품이 돼 피트니스 센터에 띄엄띄엄 다니다 거의 한 달을 쉰 뒤에야 다시 맘잡고 운동하러 갔다. 하지만 바로 그날, 등록 기간이 아직 남아 있던 내 사물함을 무단으로 빼서 다른 회원을 받는 황당한 행태까지 보고는 얼마 남지도 않았던 운동하고 싶은 맘이 뚝 떨어져 버렸다.

"살 빼려면 유산소."

그곳 관장님을 통해 알게 된 다이어트 정보는 이것뿐이다. 이유가 어떻든 3개월도 못 가 그만둔 나 자신에게 실망도 많이 했다. 초등학교 때 어머니를 졸라 배우던 태권도·검도도 얼마 못 가 그만두고, 체육 시간도 싫어하고, 비싼 돈 주고 등록한 피트니스 센터마저 제대로 다니지 못한 나를 돌아보며 '난 정말 운동을 싫어한다'고 생각했다.

첫 번째 살 빼기 도전이 사우나를 몇 번 이용하는 정도로 끝나 버리고 얼마간은 방바닥을 긁으면서 지냈다. 살을 빼려면 뭐라도 해야 되는데 뭘 할지 모르던 열아홉 살 무렵, 집 근처에 있던 합기도장에 가 보기로 했다. 쿰쿰한 냄새가 나는 지하로 이어진 계단을 머뭇거리며 내려간 날부터 3년이 지났을 때 내 몸무게는 90킬로그램에서 49킬로그램으로 내려갔다. 그러나 '무조건 적게 먹고 무조건 많이 움직인다!' 하고 원칙을 세우고는 몸이 망가지는 줄도 모르고 체중계 숫자가 줄어드는 것만 보면서 퀭한 눈으로 기뻐하던 그때 내 모습을 떠올리면 오싹하기까지 하다.

그 시절 나에게 건강은 중요한 문제가 아니었다. 뚱뚱하지 않은 몸을 가질 수만 있다면 건강을 좀 해쳐도 상관없다고 생각했다. 오히려 몸이 아프지 않으면 잘못하고 있지 않나 싶어서 불안했다. 아침에 일어날 때 온몸이 뻐근한 근육통이 없으면 전날 훈련은 의미가 없다고 치부해 버렸고, 옷이 흠뻑 젖을 만큼 땀이 나야 운동을 제대로 했다는 느낌이 났다. 한번은 스트레칭을 하다 허벅지 뒤쪽 근육이 파열되었는데도 운동하다 다친 건 운동으로 풀어야 한다는 관장님의 말만 믿고 이를 악문 채 절뚝이면서 발차기를 계속 했다.

게다가 먹는다는 행위에 대한 죄책감 때문에 뭘 먹어도 마음이 편하지 않아서 끼니를 제대로 못 챙겼다. 허기를 정 못 참을 것 같으면 편의점에서 삼각김밥이나 빵을 사서 급한 불을 끄듯 배고픔을 잠재우고 다시 도장으로 뛰어갔다. '살을 빼고 싶으면 저녁을 굶으라'는 주변 사람들의 말에 오후에는 거의 아무것도 먹지 않았다. 사실 끼니를 거르고 운동을 하면 위장에서 쓴 물이 올라오고 하늘이 노랗게 보인다. 그런데도 나는 이런 경험을 '살 빼기에 대한 열정의 척도'나 '흉터 모양 훈장'으로 여기고, 한두 달에 한 번씩이라도 겪지 않으면 열심히 운동하지 않았다고 자책했다. 더 힘들게, 더 거칠게 나를 채찍질하는 것이 수련이라고 생각했다. 솔직하게 말하자면 그건 다이어트라는 이름으로 뚱뚱한 내 몸에 가하는 형벌이며 자해였다. 이 무렵 나는 다치고 굶주린 동물처럼 사납고 날카로웠다.

'카더라' 통신을 검증하는 생체 실험의 끝

여성 잡지에 실린 인터뷰 기사에서 어느 연예인이 한 말이 눈에 띈다.

"아침은 마음껏 먹고 정오 이후에는 물이랑 녹차만 마셨어요."

친구가 한마디 툭 던진다.

"담배 피우면 살 빠진대. 근데 끊으면 도로 찐다더라."

어머니도 빠질 수 없다.

"배고프면 밥 먹는 대신 우유를 마셔."

과거에 나는 이렇게 파편화되고 부정확한 정보들을 누덕누덕 기워 가며 정체 모를 식이요법을 실천했다.

내가 택한 체중 감량 방법은 다이어트에 관한 갖가지 '카더라' 통신의 생체 실험이었다고 할 수 있다. 이 실험 중에 찾아본 다이어트책은 사진 95퍼센트에 글이 5퍼센트 정도 되는 화보나 고도 비만에서 범접할 수 없을 것만 같은 몸매로 변신할 수 있다고 동기를 부여하는 자기 계발서들이 주를 이뤘다. 고기면 고기, 사과면 사과, 바나나면 바나나 등 한 가지 음식만 먹어도 살이 빠지니 '원 푸드' 다이어트를 해 보라는 책부터 하루 4분만 해도 살이 쑥쑥 빠진다는 신비의 운동법을 소개하는 책에 이르는 갖가지 다이어트책들 가운데 어떤 조언을 따라야 하는지 갈피를 잡을 수 없었다. 게다가 막 대학에 들어간 20대 초반의 내가 책을 보고 운동과 식이요법을 실천하기에는 너무 힘들었다. 책에 나온 식단에 따라 하루 세끼를 준비할 수도 없었고, 책을 보고 운동을 따라 하기란 조상님이 남긴 그림문자를 해석하는 것만큼이나 난해하게 여겨졌다.

건강한 다이어트를 위해 '알맞은 양'을 '규칙적으로' 섭취해야 하는 건 잘 알지만, 매끼 식사 시간을 정해 놓고 지키기에는 내가 통제할 수 있는 일정이 너무 적었다. 점심과 저녁은 외식을 하고 혼자 먹기보다는 다른 사람들과 같이할 때가 많았는데, 그때마다 내가 식당을 고를 수 있는 것은 아니었기 때문이다. 하지만 내 머릿속 왕좌에 앉으신 '감시자'는 이런 이유들을 쭈뼛거리며 늘어 놓는 나를 내려다보며 호통쳤다.

"나약하게 변명하지 마!"

'내 또래의 여자 관원들은 왜 없을까'

나 자신이 강제한 다이어트에 대한 열정에 더해 격투기에 대한 로망 때문에 동네 합기도장에 발을 디딘 후 다양한 격투기를 배웠다. 지금은 좀 달라졌지만 2000년대 중반까지도 어느 도장에서든 성인 여자 수련생은 거의 보이지 않았다. 아무리 여자들에게 인기 없는 종목이라지만, 비슷한 시기에 도장에 들어간 사람들 가운데 몇 개월 뒤까지 남아 있는 여자는 나밖에 없을 때가 많았다. 앞에서 끌어 주는 여자 선배가 없으니 남자 회원들 사이에서 오랫동안 수련하기가 쉽지 않았다. 합기도나 주짓수처럼 신체 접촉이 많은 종목을 배울 때는 서로 불편을 끼칠까 봐 더 신경 써야 해서 도장에 가는 발길이 뜸해지다 결국 그만두기도 했다. 도장을 운영하는 쪽에서도 몇 명 안 되는 여자 회원을 위한 시설에 신경을 쓰고 투자하기는 어려웠을 터라 성별 탈의실과 샤워실을 제대로 못 갖춘 곳이 많았다.

그런데 운동이 좋아도 도장에 다니기 싫어지는 이유가 또 있었다. 처음 수련을 시작하는 날 "귀한 여성 분이 오셨으니 잘해 드려라." 하고 관장님이 나를 소개하면 도장이 아니라 나이트클럽에서 부킹하는 것 같았다. 많은 도장에서 나는 홍일점으로 추켜세워지는 방식으로 배려(라는 이름의 배제)를 당하거나 '여자치고는 잘한다'는 칭찬을 받았다. 어떤 관장님은 손 미트 치기가 끝난 뒤 잘했다며 미트를 낀 손으로 내 엉덩이를 세게 치기도 했다. 내가 화를 내면 딸 같아서 그랬다며 징그럽게 웃었다.

신촌의 복싱 도장을 다닐 때 운동 시간이 겹쳐서 자주 본 50대 아저씨가 있다. 키는 나와 비슷하고 몸은 군살이 없이 단단한 분이었다. 나를 보면 '공주님 오셨다'면서 낯간지러운 인사를 했는데, 가끔 스파링도 하면서 그럭저럭 좋은 운동 파트너로 지냈다. 어느 날 체육관에 들어서니 이 아저씨가 헤비급 선수로 활동하는 덩치 큰 남자와 스파링을 하는 모습이 보였다. 그 선수는 힘이 센데다 성격이 사나워서 다른 사람들이 다가서려고도 하지 않았다. 특히 스파링을 할 때 상대가 누구든 진짜 시합처럼 인정사정없이 공격하는 것으로 유명했다. 갓 등록한 스무 살 청년을 상대로 무자비하게 주먹질을 퍼부어서 병원에 실려 가게 하기도 했다. 아니나 다를까 아저씨도 그 선수한테 무지막지하게 맞고 있었다. 체급은 한참 아래고 나이는 많은 사람을 상대로 너무한다 싶었다. 일방적인 구타에 가까운 스파링이 끝난 뒤 아저씨가 통통 부은 얼굴로 로프에 팔을 걸고 엎드리듯 기대고 있다가 나를 보더니 올라오라고 손짓을 했다.

"아저씨, 안 괜찮아 보이는데 좀 쉬시죠. 저도 지금 막 와서 몸이 안 풀렸어요."

"줄넘기 한번 하고 올라와, 빨리."

평소와 다르게 낮은 목소리에 이상한 느낌이 들었지만 '스파링을 되게 하고 싶은 날인가 보네.' 정도로 가볍게 생각하고 링에 올라갔다. 그런데 종소리가 울리자마자 내가 정신을 못 차릴 정도로 주먹이 날아왔다. 나는 뜻밖의 상황에 제대로 방어도 못 하고 얼굴과 복부를 많이 맞았다. 스파링이 아니라 분풀이였다! 이날 당한 난타로 복부 손상을 입은 나는 며칠 동안 제대로 먹지 못하고 거의 한 달 동안 설사를 했다. 분하고 서러운 감정과 함께 여러 가지 생각이 들었다.

'나는 왜 이상한 낌새를 느꼈으면서도 링에 올라갔지?'

'1라운드는 엉겁결에 맞았다고 해도 2라운드에서는 왜 그렇게 많이 맞았지? 지금까지 배운 건 다 뭐야?'

'왜 관장님은 말리지 않고 웃기만 했을까?'

주먹만 쓴다는 규칙과 사각 링이라는 제한 속에서 자기보다 크고 무거운 상대를 이기기는 어렵다. 물론 몸놀림이 아주 빠르고 날카롭게 공격하고 철통같이 방어한다면 승산이 있겠지만, 선수가 아닌 일반인이 이런 기술을 갖기란 쉽지 않다. 체급과 체력이 달린다면 상대에게 아주 바짝 붙거나 멀리 떨어져서 아예 나를 때릴 수 없도록 하는 방법이 실제 상황에 더 효과적이라는 생각이 들었다. 그러고 보니 예전에 합기도 관장님을 따라가서 몇 번 배운 주짓수가 자연스럽게 떠올랐다. 몸집이 작아도 기술을 잘 쓰면 상대를 제압할 수 있는 무술이다.

오랜만에 찾아간 주짓수 도장 관장님은 몇 달 동안 수련하던 나를 기억하고 반겨 주셨다. 그때 있던 여자 관원들이 보이지 않아 조금 서운했지만, 주짓수를 다시 시작한 나와 비슷한 시기에 들어온 여자 관원 두어 명과 안부를 나누면서 도장에 정을 붙이려고 열심히 다녔다. 일과 학업을 병행하던 때라 저녁에만 열리는 도장 수업 시간에 맞춰 가기가 쉽지 않았다. 가난한 살림에 비싼 월 회비를 내고 1주일에 한두 번밖에 못 가는 게 아쉬워서, 어렵게 출석한 날엔 일분일초도 그냥 흘려보내지 않고 소중하게 여겼다. 평일에 도장에 못 가면 토요일 오픈 매트에라도 참여했다. 오픈 매트는 지도자의 가르침이 없는 자율 수련이라 이때는 주로 스파링을 했다.

주짓수 도장 오픈 매트 때마다 다섯 살짜리 아들을 데리고 오는 남자가 있었다. 처음에는 주말에 아이랑 운동하러 도장에 오는 훈훈한 아빠라고 좋게 생각했으나 웬걸, 그 남자가 운동하는 값

여자는 체력

을 엉뚱하게 내가 치르는 일이 벌어졌다. 그가 다른 사람과 스파링을 하는 동안 관장님이 유일한 여자인 나한테 애를 봐 달라고 한 것이다. 이런 일을 몇 번 겪고 나서는 토요일 오픈 매트에 아예 가지 않게 되었다.

그러다 도장으로 가는 발길을 딱 끊게 되는 일이 생겼다. 나랑 비슷한 시기에 도장에 다니기 시작했고 나이는 나보다 두어 살 어린 여자 관원에게 어느 날 전화가 왔다. 도장에서 못 본 지 좀 돼 반가운 마음으로 전화를 받았지만 목소리가 심상치 않게 들렸다. 얘기를 들어 보니, 그 친구가 성폭력을 당했고 가해자는 관장이었다. 이 사실을 아는 관원이 이미 여러 명인데, 그중 일부는 폭력이 일어나는 것을 적극적으로 돕기까지 했다고 했다. 게다가 성폭력 상담소에 도움을 요청하고 대응책을 찾아 나선 피해자를 관장이 되레 명예훼손으로 고소하겠다며 맞받아쳤다는 것이다.
"이제 그만할래요. 지쳤어요."
그 친구의 텅 빈 목소리에 나도 눈물이 났다. 그 뒤 다시는 도장에 가지 않았고, 어쩌다 그 앞을 지날 때마다 '여성을 위한 최고의 호신술, 주짓수!'라고 쓰인 채 펄럭이는 현수막을 찢어 버리고 싶은 마음이 솟구쳤다.

몸과 마음의 조화를 찾는 운동으로

처음에는 분명히 살을 빼려고 피트니스 센터에 찾아갔다. 하지만 시간이 지나고 다양한 일을 겪으면서 살 빼고 몸매 만드는 것보다 마음 편히 오래 다닐 수 있는 운동 공간과 믿을 수 있는 코치가 훨씬 더 중요하다는 생각이 들었다. 번다한 일상의 스위치를 잠시 끄고 운동에 집중할 수 있는 곳, 다치거나 아파서 움직임이 전만 못해도 찾아가서 머무를 수 있는 곳이 바로 내가 생각하는 운동 공간이다. 화장을 어떻게 하고 옷은 어떻게 입을지 고민하지 않아도 되고, 지나친 관심과 무례한 질문에 시달릴 걱정을 하지 않아도 되는 곳 말이다. 내 몸 상태에 알맞은 운동법에 대해 상담할 만큼 전문성을 갖춰 믿을 수 있는 코치, 다른 지역으로 이사하게 되었을 때엔 그 지역 코치에게 내 병력을 포함한 몸의 역사와 운동의 기록과 특성 등을 잘 전해 건강한 생활의 맥이 끊어지지 않게 하는 '운동 주치의' 같은 코치가 있는 운동 공간이 많아져야 한다.

처음 찾아간 사람에게 "다이어트 하러 오셨죠?" 하고 묻지 않는 운동 센터, 아파도 무작정 참으라며 회원을 성의 없이 대하지 않는 운동 센터, "뚱뚱하고 돈 많아 보이는 회원한테 개인 지도 영업해!" 하고 재촉하지 않는 운동 센터를 찾아 10년 넘게 돌아다

넜지만 못 찾았다. 그리고 운동을 하며 크고 작은 부상을 입을 때마다 몸과 운동에 대해 기초부터 제대로 배우겠다고 결심했다. 결국 누군가 내가 원하는 운동 공간을 만들어 주기를 기다릴 게 아니라 내가 만들겠다는 생각으로, 문헌정보학과 졸업 후 체육교육학과에 학사편입을 했다.

'수강생 각자의 속도와 움직임을 존중하고, 다양성에 대한 감수성을 키운 트레이너가 있으며, 서로서로 응원하고 격려하는 문화가 있는 운동 센터를 만들고 확산시켜 보자!' 이렇게 다짐하며 상상 속 공간을 현실에 만들기 위해 무엇보다 먼저 필요한 건 몸에 관한 공부였다. 식당의 기본이 좋은 식자재와 정성인 것처럼 운동 센터의 기본은 좋은 운동 프로그램과 정진하는 트레이너라고 생각했기 때문에 인간의 몸과 체육학, 스포츠의학을 공부할 필요가 있었다. 기존 운동 센터에서 여성의 몸을 단련하는 방식과 방향 가운데 동의할 수 없던 것들을 구체적으로 밝혀내 남성의 몸을 기준으로 만들어진 운동 방법을 여성의 몸에 맞게 다시 설계하기 위해서도 운동처방에 대한 지식이 필요했다. 개인의 취향, 흥미, 욕구, 체력 수준, 몸 상태에 따라 신체 활동의 형태, 강도, 시간, 빈도, 진도를 독창적이고 유연하게 조절해 한 사람을 위한 새로운 움직임 루틴을 창조해 내는 운동처방은 성별과 나이, 장애와 비장애를 넘어 모든 사람이 건강하게 운동할 수 있게 도와주기 때문이다. 내가 체육교육학과에 편입한 2006년에는 운동처방사가 되는 데 문화체육관광부의 생활체육지도자 1급 자격증이 필요했고, 체육 관련학과 석사 학위 이상을 보유해야 그 시험을 볼 수 있었다. 그래서 진학한 대학원에서는 운동생리학을 전공했다.

대학원 졸업 후 운동처방 자격증을 따고 나서는 외모나 성별 때문에 차별하지 않고 서로 존중하는 문화를 만들고 확산시키기 위해 이런 가치에 동의하는 동료와 커뮤니티를 찾아야 했다. 그래서 신체 활동과 여성 건강을 주제로 온라인 여성주의 저널에 칼럼을 연재했고, 젠더와 건강에 관해 연구하는 모임을 찾아다니던 중 2012년에 서울 은평구에 있는 살림의료복지사회적협동조합 (이하 살림의료사협)을 알게 되었다. 이듬해부터 2019년까지 '기계가 아니라 관계로 건강해지는' 살림의료사협 운동 센터 '다짐'에서 운동처방사로 일했다. 가정의학과 의원, 치과, 운동 센터가 함께 있는 의료협동조합의 운동처방사로서 활동한 7년은 막연하기만 하던 '다양한 몸과 정체성이 어우러진 운동 공간'을 실제 몸으로 느끼고, 구체적으로 생각하고, 즉각적으로 적용해 볼 수 있어서 귀한 시간이었다.

처음에는 운동 경험이 많지 않고 움직이는 것을 좋아하지 않으며 몸에 아픈 데가 있는 사람을 한 명도 아니라 여러 명 모아 놓고 운동을 진행하자니 시행착오가 많았다. 그 전까지 내가 한 운동들은 몸을 쓰는 데 이미 익숙한 사람들이 하는 것이었기 때문이다. 요즘은 '그룹 PT_{Personal Training}'나 '기능적 움직임_{functional movement}'이라는 말이 뭘 뜻하는지 아는 사람이 많아졌지만 2012년에는 체력 측정을 하면서 맞춤형 그룹 운동을 하는 곳이 별로 없었다. 의료협동조합 운동 센터 사업소 자체가 국내에 처음 생겼기 때문에 운영 면에서 참고할 만한 모델이 없었다. 그룹 PT 수업에 대한 자료도 국내에는 거의 없어서 외국 자료를 많이 참고해 수업을 만들어 갔다. 70대 이상 노년층을 위한 운동을 예로 들면, 가벼운 체조와 댄스나 공을 이용한 스포츠가 대부분이고 낙상 방지를 위한 근력 운동 그룹 수업은 찾아보기 힘들었다. 복지관에 다닐 만큼 건강하신 분들에게 책, 논문, 영상에 나오는 대로 의자에 앉아서 하거나 밴드를 이용해서 하는 운동은 강도가 너무 약했으며 일반 운동 센터에서 하는 근력 운동은 위험했다. 안전한 범위에서 최대 효율을 이끌어 낼 수 있는 지점은, 누가 가르쳐 주거나 트레이너인 내가 혼자 정할 수 있는 게 아니라 운동을 하는 어르신들과 지속적으로 소통하며 구한 피드백을 통해 찾을 수 있었다. 이런 과정을 겪으면서 내게 '노년기 건강', '노인 운동', '치매 예방', '낙상 방지' 같은 말들이 글자가 아니라 '아무개 할머니'를 떠올리게 하는 살아 있는 주제로 다가왔다.

재활 센터에 가야 할 만큼 약한 체력은 아니라도 일반 운동 센터에 다니기에는 어려움이 있는 경도 장애인과 비장애인이 함께하는 통합 수업도 몇 년에 걸쳐 자리 잡을 수 있었다. (통합교육은 '다양성을 포함하는 지역사회에서는 모든 개개인들이 성공적인 신체적, 인지적, 그리고 정서적으로 체육 활동에 참여할 수 있다'는 철학으로, 어떤 사람도 다른 사람들과 사회적으로 상호작용하는 기회로부터 차단되지 않고, 모든 수강생 간 보살핌과 협동의 개념이 자리 잡도록 하는 것이다.)

이렇게 다른 곳에서 보기 힘든 다양한 시도를 할 수 있었던 것은 살림의료사협 운동 센터 다짐의 '보살핌과 협동, 서로 존중의 운동 문화' 덕이다.

'건강할 때 건강을 지킨다.' '아플 때도 나이가 들어서도 지속 가능한 운동을 한다.' '서로 지지하고 격려해 주는 그룹 운동으로 신체적·정신적·사회적 건강을 증진한다.' 다짐에서 구현해 온 이런 가치를 확산시키기 위해 2019년부터 소셜벤처 공유오피스 헤이그라운드 서울숲점에서 ㈜프롬더바디를 공동 설립하여 운동주치의 서비스를 개발하고 있다.

건강은 혼자 잘 먹고 운동한다고 지킬 수 있는 것이 아니다. 내가 사는 마을, 마시는 공기, 만나는 사람, 다니는 길이 다 내 건강과 연결되어 있다. 그래서 '같이 운동하고 같이 건강해지자'고 이야기하는 동료를 만날 수 있는 운동 센터, 마을의 건강 거점들과 연결되어 지속 가능한 삶의 방식을 제시하는 운동 센터가 더 많이 생겨야 한다고 믿는다. 당분간은 이런 믿음에 따라 대안적인 운동 문화를 만드는 실험을 해 보려고 한다.

솔직히 새로운 일을 시작하는 설렘보다 긴장과 두려움이 더 크다. 하지만 "저희 부모님이 계신 곳에도 이런 운동을 가르쳐 주는 데가 있으면 좋겠어요." "이런 센터가 망하지 않고 오래가면 좋겠어요." 하고 말해 주신 분들을 떠올리면서 떨리는 발걸음을 내디뎌 보기로 했다. 다양한 몸이 함께할 수 있는 지속 가능한 운동을 통해 사람들이 자기 몸을 돌보는 것을 시작으로 이웃과 환경에 대해서도 생각하기를, 그래서 우리가 사는 이곳이 더 건강해지기를 바라기 때문이다.

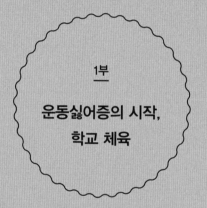

1부

**운동싫어증의 시작,
학교 체육**

1. "무슨 여자애가!"

장미란보다는 김연아가 되라?

"저희는 복근 운동 안 할래요. 여자가 복근 있으면 징그럽잖아요."

운동처방사로 일을 시작한 초기에 연체동물처럼 흐느적거리며 춤을 추던 초등학생들에게 복근 운동을 시켰더니 아이들이 보인 반응이다. 이유를 물었더니 답이 이랬다.

"TV에 나오는 여자 연예인들처럼 납작하고 매끄러운 배가 예뻐요. 여자 몸이 울퉁불퉁하고 근육이 보이면 안 예쁘잖아요."

도대체 누가 아이들에게 이런 생각을 심어 주었을까? 답답한 마음에, 뼈에 구멍이 숭숭 나는 골다공증이 얼마나 무섭겠냐면서 여자에게 근육운동이 아주 중요하다고 설명했지만 씨알도 먹히지 않았다. 이야기를 이어 갈수록 아이들과 심리적 거리가 더 벌어지는 것 같았다. 결국 '복근 운동을 하면 춤을 더 잘 출 수 있다'고 하니 그제야 귀를 기울여 주었다.

요즘 아이들은 활동량이 적은 데다 너무 오래 앉아 있어서 코어, 즉 척추·복부·골반 등 몸의 중심에 힘이 없다. 몸통과 팔다리가 흐느적거리니 아무리 춤을 잘 추려고 해도 제대로 안 된다. 부드러움은 강함에 바탕을 둔다. 리듬감은 동작을 제어하는 근육의 힘을 조절하는 능력에서 나온다. 고양이의 사뿐하고 우아한 몸짓을 인간이 따라 하려면 생각보다 큰 근력과 유연성이 필요한 것이다. 하지만 우리 사회는 여자아이들에게 근육은 적당히 감추고, 너희를 보호해 줄 강하고 똑똑한 남성에게 사랑받을 수 있는 몸매를 만들라고 한다.

내가 크로스핏을 배울 때 역도 코치가 키득거리면서 회원들에게 한 말이 기억난다.

"역도를 잘하면 남자들에게 '존경'받을 수 있어요. 하지만 '사랑' 받기는 힘들겠죠? 사랑받으려면 장미란 선수보다는 김연아 선수처럼 되셔야 하는데 큰일 났네, 우리 회원님들!"

제 딴에는 유머랍시고 던진 이 말이 여성의 몸과 움직임에 대한 우리 사회의 인식을 적나라하게 드러낸다. 역기를 들어 올리는 게 좋고 그걸 잘하고 싶어서 모인 사람들 앞에서 한 말이니 그냥 (비)웃고 넘어갔을지도 모르지만, 어떤 사람은 '내가 지금 뭘 잘 못하고 있나?' 하고 불안해졌을 수도 있다. 어쩌면 그 코치는 몇 십 킬로그램짜리 역기를 번쩍번쩍 들어 올리는 여자들을 보며 "그래 봤자 너흰 여자야."라는 말을 하고 싶었는지도 모른다. 김 연아, 장미란 선수 모두 피나는 노력 끝에 자기 분야에서 최고가 됐는데, 그런 노력 대신 그는 이들의 '여성미'에만 주목했다. 그 코치의 마음을 내가 다 헤아릴 수는 없지만, 아무렇지도 않게 호 호 웃으면서 그의 말에 맞장구 쳐 준 친구들을 보며 느낀 쓸쓸함 은 몇 년이 지난 지금도 여전하다. 그만큼 여성들에게 '사랑받는 몸매'를 만들라는 세상의 협박이 강력하게 작용해서가 아닐까?

2015년 미국에서 여성용품 브랜드 올웨이즈가 세계 여성의 날을 기념해 '라이크 어 걸Like A Girl' 캠페인을 발표했다. 미국에서 여성 을 조롱하는 어감이 있는 말에 대한 생각을 뒤집어 여성들을 응 원하는 광고를 만든 것이다.*

스튜디오 촬영 형식으로 진행된 광고에서 제작진은 카메라 앞에 선 사람들에게 요구한다.

---

* https://youtu.be/XjJQBjWYDTs

"여자애같이 달리는 모습을 보여 주세요."

사람들은 팔을 몸 안쪽으로 휘적거리고 발을 앞이 아니라 옆으로 뻗으면서 몸을 살랑살랑 꼬는 우스꽝스러운 모습으로 달리며 말한다. "아, 내 머리!" 그리고 여자애같이 싸우는 모습을 보여 달란 말에 어떤 남성은 마치 강아지가 문을 열어 달라고 앞발을 버둥거리는 것같이 이상한 몸짓을 하면서 웃는다. 모든 동작이 진지하지 못하다. 달리기도, 싸움도 '여자애같이' 하면 수동적이고, 맥이 풀리며, 우스운 느낌이다. 하지만 똑같은 요구에 여자아이들은 팔다리를 앞뒤로 빠르게 움직이며 최선을 다해 달렸고, 힘차게 주먹질과 발차기를 하며 싸우는 모습이었다.

이 광고는 '라이크 어 걸'이라는 말이 얼마나 여자아이들의 자존감을 떨어뜨리고 움직임을 제한할 수 있는지 보여 주었다. '라이크 어 걸'을 한국식 '야단'으로 표현하면 "에그, 여자애가 왜 이렇게 과격하니?" "무슨 여자애 목소리가 그렇게 커? 조신하지 못하게!" 정도가 아닐까? 이런 비난은 활기차고 신나는 몸짓을 솟아나게 하는 영혼의 생동성을 잘라 버려 움직임은 물론이고 언어와 목소리까지 제한한다. 여자라는 이유로 야단을 맞은 아이는 자신이 내는 소리와 움직임을 끝없이 검열하고, 이 보이지 않는 창살에 자기 자신을 가두게 된다.

자기 몸을 부끄러워하는 아이들

유년기를 지나 '여성'이라는 사회적 범주에 막 진입하는 청소년기에 내 주변 친구들은 몸의 변화에 대한 감정 중 하나로 '수치심'을 꼽았다. 가슴이 나오고, 생리를 시작하는 것을 긍정적으로 받아들이는 친구들은 많지 않았다. 요즘은 딸의 첫 생리를 축하하며 파티를 여는 가족들이 있지만, 내 또래에게는 외국 영화에서나 볼 법한 일이었다. 게다가 같은 학교 남자애들이 수치심을 부추겼다. 생리대에 여자애 이름을 써서 칠판에 붙여 놓는다든지 틈만 나면 여자애들의 가슴 크기나 얼굴 생김에 대해 이야기를 나누는 식이었다.

"야, 쟤 가슴 좀 봐!"

중학교 3학년 때 100미터 달리기를 하는데, 운동장 스탠드에 앉아서 여자애들이 달리는 모습을 보고 야유와 조롱을 보내던 남자애들의 얼굴을 나는 아직도 기억한다. 그 애들은 여자애들의 가슴을 노골적으로 쳐다보고 시시덕거리면서 손가락질을 했다. 가슴이 큰 친구는 체육 시간이 끝나고 나서 수치심에 눈물을 뚝뚝 흘렸다.

운동 센터에 오는 10대 여자아이들 가운데 몇몇은 몸통의 힘이 풀린 상태에서 어깨와 골반만 잔뜩 긴장한 경우가 있다. 그들은 자기가 움직이는 모습을 감시하는 보이지 않는 존재를 의식하는 것만 같다. 이런 아이들은 다리를 벌리거나 팔을 번쩍 들어 올리는 동작을 하지 않으려고 한다. 어깨 돌리기를 하면 팔꿈치만 까딱까딱 흔든다. 골반과 어깨가 굳어 있으니 큰 동작이 나오지 않는다. 머리도 제구실을 못 하고 목 위에 겨우 올라가 있는 느낌이다. 마치 어깨너비만 한 좁고 긴 사각 틀에 몸이 낀 채 움직이는 것만 같다.

이런 아이들은 어른들이 '조신한 여자'의 '바른 몸가짐'이라는 고정관념을 심어 놓은 탓에 스스로 몸과 마음을 억압하고 있는 듯하다. 아이들이 1에서부터 100에 이르는 범위에서 얼마나 움직일 수 있는지 자신의 잠재력을 탐험해 보기도 전에 10 이상은, 30 이상은, 50 이상은 움직이면 안 된다는 무언의 압력이 있지는 않나? '바른 몸가짐'은 상황과 맥락에 따라 다르다. 넓은 세상에서 어떻게 움직일지는 자라면서 배워 가면 된다. 아이의 움직임과 행동 범위를 움츠러들게 하는 단속은 억압이고, 어떻게 보면 폭력이다.

"네 몸이 할 수 있는 만큼 마음껏 움직여 봐! 움직이는 것도 공부야."

이렇게 격려하며 여자아이들이 도전적인 활동과 무궁무진한 움직임을 통해 몸의 지혜를 기르도록 지원하는 교육이 필요하다.

2. 차이가 차별의 구실이 되다

여성이 남성보다 열등하다는 편견

2011년, 생활체육지도자 연수를 받다가 교재에 '여성은 남성보다 열등하다'고 적힌 걸 보고 잠시 내 눈을 의심했다. 하지만 분명히 "체지방량의 성차로 인하여 여성들은 작업 능력이나 운동 성과가 남성보다 열등할 경우가 많다." "보편적으로 남자들의 심장 크기 및 용량, 심근의 수축력, 최대 1회 박출량, 최대 심박출량이 우수하여" "동일한 운동 강도에서 단위 체중당 산소 요구량이 남녀 간에 차이가 없으므로 여자들의 경우 열등한 심박출량을 보충하기 위해 심박 수가 높아" 같은 글귀가 주르륵 나열되어 있었다.* 책이 미쳤다. 이건 무슨 심보일까? 남녀 간 차이가 존재하는 것도 맞고, 대체로 남성의 체격과 체력의 등급이 높은 것도 맞는 말이다. 근데 성별 체력 비교 항목에서 유연성은 왜 뺐을까? 이건 남자가 여자보다 열등해서?

생활체육지도자들을 위해 국가에서 만드는 교재라면 성별 간 차이를 차별적으로 표현하면 안 되지 않나? 만일 차이를 드러내는 이유가 남녀의 약한 부분을 단련하는 방법을 이야기하기 위해서라면, 건설적으로 트레이닝 방법론에 초점을 맞추면 된다.

측정 결과와 통계는 연구자가 말하려는 것에 따라 달라질 수 있다. 바닥에 놓인 역기를 들어 올리는 데드리프트deadlift를 예로 들어 보자. 딱 한 번 최대로 들어 올릴 수 있는 중량을 1RMRepetition Maximum이라고 한다. 즉 데드리프트 1RM은 데드리프트로 들 수 있는 최대 중량을 뜻하고 근력을 나타낸다. 몸무게나 자세, 훈련량을 고려하지 않고 성별과 나이만 볼 때 어떤 사람들의 데드리프트 1RM이 가장 높을까? 예상대로 젊은 남성이다. 그런데 만약 '강한 자가 남는 게 아니라 남는 자가 강하다'고 보는 연구자가 있다면, 그 사람에게 강한 성은 평균수명이 남성보다 훨씬 긴 여성일 것이다. 누군가 "여자는 남자보다 약해. 힘으로 이길 수 없

---

* 국민체육진흥공단 체육과학연구원, 『1급 생활체육지도자 연수교재 기초편』, 대한미디어, 2011, 220~221쪽.

어." 같은 말을 하면 그 사람이 어떤 의도를 품고 있는지 의심해야 한다.

여성이 남성에 비해 정말 약할까? 일반적으로 체력이 근력·순발력·지구력·민첩성·유연성·평형성 같은 운동 능력을 의미하지만, 넓게는 더위·추위·습도·외상·수면 부족·기아·정신적 고통 등 물리적이거나 심리적인 것에 대한 저항력도 체력에 포함된다. 예를 들어, 지구력(지구성)은 근수축을 오랫동안 지속할 수 있는 생리적 능력만을 의미하지 않고 고통을 견뎌 내는 강한 정신력의 영향을 받기 때문에 체력에 정신력도 포함될 수 있다. 그래서 의지로 몸을 움직이는 운동 능력을 뜻하는 행동 체력과 내외부의 스트레스에 저항하며 나를 보호하는 방위 체력에 의지력·판단력·추리력 등 정신적 능력까지 포함하는 것이 체력이다. 체력을 측정할 때도 타당성·신뢰성·객관성·표준성·경제성이라는 평가 조건을 갖춰야 한다. 이렇게 보면, 약함과 강함을 결정하는 데 '남자냐, 여자냐'가 아니라 '어떤 인간이냐'가 더 중요하게 작용할 것이다.

1RM에 대한 이야기로 돌아가 보자. 1RM은 다른 체력 항목과 비슷하게 성별뿐 아니라 몸무게, 자세의 정확성, 훈련량과 숙련도에 좌우된다. 몸무게가 45킬로그램인 사람과 80킬로그램인 사람이 똑같이 60킬로그램을 들어 올릴 때 운동 능력이 뛰어난 사람

은 누구일까? 당연히 몸무게가 적은 사람이다! 근력을 체중이나 제지방량LBM: Lean Body Mass, 즉 우리 몸에서 지방을 제외한 뼈와 근육 등의 무게를 고려해서 계산하면 남녀의 차이가 상당히 줄어든다. 근육의 횡단 면적에 기초해 상대적인 계산을 해도 성별 차이가 사라지는데, 이는 근육 조직의 본질적인 힘에는 차이가 없다는 것을 암시한다. 따라서 1RM으로 힘을 비교하고 싶다면 수검자의 몸무게는 얼마인가, 정확한 자세로 동작을 수행했는가, 평소 훈련의 빈도와 강도는 어느 정도였는가, 모든 측정 대상자가 같은 장소에서 같은 기구로 동일한 방법으로 측정했는가 등을 두루 확인한 뒤 평가해야 한다. 또 평가 뒤에는 결과를 대충 알리는 데서 끝내지 말고 앞으로 어떤 방식으로 트레이닝을 하면 좋을지에 대한 피드백도 전해야 한다.

본성이냐, 환경이냐

평가 지표에 관한 연구 중 재밌는 것이 있다. 1985년에 미국 루이지애나대학교에서 체육교육학과 심리학을 연구한 토머스와 프렌치가 남녀 간 운동 기능의 차이가 환경적이냐 생물적이냐를 살펴보았다.* 즉 남녀 차이가 아주 어릴 때부터 나타나고 교육·지도·훈련 등으로 그 차이를 줄일 수 없다면 생물적인 원인이 있을 것이고, 유년기에 별 차이가 없다가 초등학교 시절부터 차이가 나타난다면 환경적인 이유로 볼 수 있다는 것이다. 이들은 논문 64편과 3만 1444명의 자료를 조사한 끝에 스무 가지 운동 동작 중 민첩성, 평형성, 유연성, 매달리기, 악력, 윗몸일으키기, 수직점프 등을 포함한 열다섯 가지 동작에서 사춘기 이전 남녀 간 운동 기능에 차이가 생기는 것은 생물적 영향보다 환경적 영향이 더 크다고 결론 내렸다.

또 1977년에 그림디치와 소콜로프[**]는 3~12세 어린이들의 소프트볼 던지기를 통해 사춘기 이전 남녀 운동 능력은 차이가 없다는 연구 결과를 발표했다. 오른손잡이가 오른손으로 던지기를 하면 남아가 여아보다 잘했다. 그러나 오른손잡이인 남아와 여아가 평소 쓰지 않던 왼손으로 공을 던지면, 즉 경험과 연습의 차이를 없애면 차이가 나지 않았다.

오른손을 쓸 때는 왜 남아가 여아보다 멀리 던졌을까? 여기엔 성에 따라 사회적·문화적 기대치가 다른 점이 작용한다. 남자아이는 여자아이와 달리 땀 흘려 뛰어놀고 몸을 움직이라는 요청을

---

[*]   Thomas, J. R. & French, K. E., "Gender differences across age in Motor performance: A meta-analysis", *Physiological Bulletin* 98, 1985, pp. 260~282.

[**]   Wilmore, J. H., *Athletic training and physical fitness: Physiological principles and practices of the conditioning precess*, Boston: Allyn & Bacon, 1977, p. 184.

알게 모르게 많이 받는다. 그래서 신체적으로 활발한 상태를 유지할 수 있는 스포츠에 관심을 갖고 즐기면서 던지기라는 움직임을 자연스럽게 몸에 익힌다. 조건 자체가 유리한 것이다. 남자아이들의 던지기 능력이 타고나는 것이 아니라 익숙함과 훈련에 달린 것이라면, 여자아이도 남자아이처럼 할 수 있다는 말이다. 실제로 어릴 때부터 내 수업에 참여한 초등학교 6학년 여자아이는 소프트볼 멀리 던지기에서 남녀를 통틀어 전교 최고점을 받았다. 여자아이가 "아, 나는 어차피 못해. 원래 힘이 약하니까." 하면서 자기 잠재력과 가능성을 외면하는 모습을 보면 속상하다. 이런 아이는 자기 움직임 능력과 힘을 과소평가하는 여성으로 자라기 때문이다.

평생 자신은 힘이 약하다고 알고 지낸 분이 2인 1조로 운동 실습을 하면서 상대의 팔을 잡았는데 그 팔에 시퍼렇게 멍이 든 적이 있다. 그분은 자기 힘이 센 걸 처음 알았다고 했다. 운동을 못한다고 말하면서 어려운 동작을 한 번에 척척 해내는 분도 많이 봤다. 어릴 때 누군가에게 들은 부정적인 피드백을 진실로 받아들이고 자신에 대한 편견 속에서 살아가는 사람이 많을 것이다. 그 자신은 물론이고 사회에도 비극이다. 몰츠의 책 『성공의 법칙』에서 하버드대학 총장이던 엘리어트 박사는 학창 시절에 한 번도 성공을 경험하지 못한 학생은 '성공하는 습관', 용기, 신념을 떠올릴 수 없다고 말했다. 그래서 저학년 때는 승리감, 성취감을 느낄 수 있는 과제를 제시해야 한다는 것이다. 성별과 상관없이 이런 경험은 어릴 때 누구에게나 주어져야 한다.

아이에게는 주변의 어른이 주는 피드백이 중요하다. 아이 스스로 움직임의 범위, 세기, 속도에 대한 통제력을 키우는 데 주변의 피드백이 큰 영향을 주기 때문이다. 무심코라도 '여자라서 약하다'거나 '사내 녀석이 그것밖에 못 하냐'는 식으로 성별에 따라 다른 피드백을 주지 않도록 주의하자. 모든 아이가 성별뿐만 아니라 인종, 문화, 생활양식, 성 정체성, 경제적 상황 등과 상관없이 체육 수업을 통해 존중받는다고 느낄 수 있도록 해야 한다.

3. 운동싫어증은 언제 시작되었나

재미도 기대도 없던 체육 시간

내 경우 중·고등학교 때 체육은 재미가 없을뿐더러 엄청 성가시기까지 한 수업이었다. 쉬는 시간 10분 안에 체육복으로 갈아입고 운동장에 튀어 나가 대열을 맞춰 서 있어야 했기 때문에, 바로 전 수업이 끝나는 종이 울리자마자 교실은 난장판이 되었다. 이와 마찬가지로 체육 수업이 끝나도 10분 안에 교실로 돌아가 교복으로 갈아입고 숨 돌릴 틈도 없이 다음 수업을 들었다. 이러니 체육이 있는 날 아침에 비가 오면 속으로 쾌재를 불렀다! 급하게 옷을 갈아입고 나가지 않아도 되고, 그 시간에 조용히 자습할 수 있으니 말이다.

만약 체육 시간이 엄청 재미있었다면? 이렇게 불평이 길지는 않았을 것이다. 어떤 학기에는 봄부터 여름이 다 될 때까지 '우향우, 좌향좌, 뛰어~갓, 뒤로 돌앗, 집합, 헤쳐 모여'만 배웠다. 선생님이 "뛰어~" 하면 마치 뛰어갈 것처럼 두 주먹을 꼭 쥐고 서있는 상태에서 몸을 살짝 기울인 채 긴장하다 "갓!" 소리를 들으면 착착 착착 달리기 시작했다. 4열 종대로 운동장을 두 바퀴 돌고 오면 숨 돌릴 틈도 없이 선생님이 무작위로 한 명을 기준으로 지목했다.

"이필수, 기준!"

"기주~운!"

기준으로 지목받은 아이는 기준을 외치며 오른손을 높이 든다. 기준은 절대로 움직이면 안 된다. 꼼짝 않고 오른손을 들고 선 이필수가 어느 자리에 있건 다른 아이들이 재빨리 움직여서 필수를 4열 종대의 앞줄 왼쪽 끝에 서게 한다. 그러다 다른 애가 기준이 되면 또 후다닥 그 아이를 맨 앞줄 왼쪽 끝에 두도록 대열을 바꿔선다. 이걸 수업 시간마다 얼마나 반복했는지 모른다.

한번은 축구 시간이 있어서 기대감이 솟았다. 벽에 공을 차며 재밌게 놀던 어린 시절, 공 하나로 동네 아이들과 쉽게 친해진 기억이 떠올랐다. 하지만 체육 시간에 하는 축구는 그런 게 아니었다.

멀찍이 떨어져 제자리에서 주고받기, 달려가면서 주고받기, 발 안쪽으로 패스하기, 바깥쪽으로 패스하기가 체육 시간 축구의 전부였다. 잘하는 짝을 만나면 신나게 공을 주고받지만, 그렇지 않은 짝과 만나면 공을 차는 시간보다 잡으러 가는 시간이 더 많았다. 패스 다음에는 지그재그로 놓인 고깔 사이로 공을 차며 빙글빙글 갔다 오는 드리블을 배우고, 그다음에는 제자리에서 발등으로 공을 통통 차올리는 리프팅을 배웠다. 이렇게 한 달. 편을 가르고 골문을 향해 달려가는 진짜 축구는 도대체 언제 하는지 궁금했다. 결국 진짜 축구는 한 번도 안 하고 끝났다. 뭐랄까, 시시했다. 축구를 배우는 건 훨씬 더 즐거울 줄 알았는데…. 학교에서 배우는 구기 종목은 하나같이 이랬다.

돌이켜 보면 나에게 체육 시간의 농구는 123 스텝의 레이업슛으로, 배구는 팔목이 발개지게 연습한 토스로만 진하게 남았다. 학교에 들어가기 전에 축구, 농구를 즐겁게 해 본 적이 없던 친구들은 체육 시간에 이 종목들에 대한 흥미를 느끼기보다는 지레 어렵다고 겁을 먹었다. 이렇게 우리의 운동싫어증이 시작되지 않았을까?

'최선'이 목표가 된다면

미국 네이퍼빌 센트럴 고등학교는 학생들에게 심박 수가 표시되는 가슴 띠와 디지털시계를 채우고 달리기를 시킨다. 목표는 오로지 최선을 다해 1마일(약 1.6킬로미터) 달리기! 어떤 학생들은 8분대에 들어오고 어떤 학생들은 12분대에 들어오지만, 체육 선생님은 누가 몇 분에 들어오는가보다 심박 수가 어떤지부터 확인한다. 늦게 들어와도 심박 수가 분당 190회 이상이면 높은 점수를 준다. 왜? 그들이 최선을 다해 달리라는 수업 목표를 충실하게 이행했기 때문이다.

만일 한국의 학교라면 어떨까? 점수와 결과를 중시하는 풍토는 체육이라고 해서 다르지 않다. 체력에도 점수를 매기는 한국 학교에서는 당연히 빨리 들어와야 높은 점수를 받고, 들어오는 시간이 길어질수록 낮은 점수를 받을 것이다. 늦게 들어왔다고 꾸지람이나 듣지 않으면 그나마 다행이다.

중·고등학교 때 나는 체육 성적이 반에서 꼴찌에 가까웠고 몸을 움직이기 싫어서 체육 시간이 늘 무서웠다. 나 같은 체육 열등생의 잠재성을 찾아내고 길러 줄 체육 수업이 있었다면, '운동싫어증'에 걸린 성인이 지금보다 훨씬 적지 않을까?

운동 클리닉에 오는 분들에게 언제부터 운동이 싫어졌냐고 물으면 대부분 학교 다닐 때라고 말한다.

"저는 달리기를 못해요."

"체육 점수가 제일 낮았어요."

"군대식으로 가르치는 데 거부감이 들었어요."

학교 체육의 어떤 점이 학생들에게 좌절감과 거부감을 줄까? 무엇보다 점수로 표현되는 체력 측정 탓이다.

우리나라는 학교에서 학생건강체력평가시스템 팝스PAPS: Physical Activity Promotion System를 이용한다. 팝스의 본래 의미는 체력을 측정한 뒤 학교, 가정, 방과후 특별활동 등에서 학생들에게 맞춤형 신체 활동을 제안하는 데 있다. 하지만 한국 학생들의 일과가 어떤가? 하루에도 학원을 몇 군데씩 다니면서 어른보다 바쁘게 보낸다. 현실적으로 신체 활동 시간이 턱없이 부족한 학생들에게 팝스가 맞춤형 신체 활동을 제안할 수는 없다. 먼저 학생들이 움직이고 놀 수 있는 시간부터 충분해야 한다.

유엔아동기금UNICEF 보고서에 따르면 2013년 기준 우리나라 청소년의 학업 스트레스 지수가 50.5퍼센트로, 조사 대상 30개국의 청소년 가운데 가장 높았다. 이 조사에서 청소년의 학업 스트레스 지수 평균은 33.3퍼센트다. 우리나라 청소년은, 학업 스트레스 지수 16.8퍼센트로 가장 낮게 나온 네덜란드 청소년의 세 배 가까운 스트레스를 받는다고 볼 수 있다. 체육 시간을 통해 학업 스트레스를 발산하고 또래끼리 몸으로 어울리며 자기를 표현할 기회를 많이 줘야 하는 이유가 여기에 있다. 체육은 신체 활동 욕구를 충족하면서 정서를 안정하는 데 큰 도움을 주기 때문이다. 일주일에 체육 수업 두 시간으로는 부족하다. 더 많아져야 한다.

체력 측정이 너무 갑작스럽게 느껴지지 않도록 체육 수업을 구성하는 것도 중요하다. 팝스의 근지구력 측정 종목인 윗몸말아올리기와 팔굽혀펴기는 평소에 연습하지 않은 채로 측정할 경우 당연히 점수가 낮게 나온다. 평소 체육 시간에 농구나 축구만 하다가 갑자기 복부의 근지구력을 측정하면 어떻겠는가? 이는 식사 예절 중심으로 요리 수업을 하다가 갑자기 칼질을 얼마나 잘하는지 시험하는 것만큼이나 당황스러운 일이다. 그래서 단순히 100미터를 몇 초에 주파하는지, 턱걸이나 레이업슛을 잘하는지만으로 운동 능력을 평가할 경우 평가받는 학생은 주눅이 들어 나중에 스포츠를 멀리할 가능성이 높아진다. 이런 결과는 체육 측정 평가의 목적과 전혀 맞지 않는다.

다행히 교육부가 최근 발표한 '2019년 학교체육 활성화 추진 기본계획'에서는 저체력 학생(4·5등급)과 비만 학생을 위해 건강체력교실 운영을 의무화했다. 단순한 체력 측정으로 끝나지 않고 관리를 하는 방향으로 가는 것 같아 반갑다.

4. 토론, 글쓰기, 자기방어 훈련을 하는 체육 시간

운동 기술이 아닌 건강 관리법으로

학교에서 스포츠 기술, 경기력 관련 체력과 더불어 건강을 관리하는 법을 많이 가르쳐 주면 어떨까? 미국 네이퍼빌의 체육 수업은, 학생들에게 경기하는 법이 아니라 건강 관리법을 가르친다는 점에서 우리 체육 수업과 다르다. 체육 수업이 그렇게 다양성을 존중하는 방향으로 진행된다면, 학생들은 자기 몸이 어떻게 움직이는지를 배울 수 있다. 이때 체육 교사는 학생들이 저마다 재미를 느낄 수 있는 종목을 찾게 도와야 한다. 어렸을 때 규칙적으로 운동해 본 경험이 있어야 성인이 되어서도 운동을 할 가능성이

높을 테니 말이다.[*]

학교에서 축구, 농구, 수영, 육상 등 다양한 스포츠를 경험해 보고 핵심 체력을 기르는 운동법도 배우면 좋겠다. 안전하게 설계된 근력 운동 기구들을 이용해 상·하체 근육을 효과적으로 단련하는 방법, 건강을 위해 체지방과 내장지방량을 조절하는 운동과 식이요법같이 일상에 접목할 수 있는 건강법을 체육 시간에 배운다면 훨씬 유용할 것이다.

신체 활동뿐만 아니라 토론, 글쓰기 수업을 접목한 체육 수업은 어떨까? 2013년부터 2019년 현재까지 현대해상과 헬스케어 전문 기업 와이즈웰니스가 진행하는 '소녀, 달리다' 프로그램은 여학생들의 신체 활동을 장려하기 위해 만들어졌다. 일주일에 2회씩 12주 동안 24회가 열리는 프로그램은, 매회 제시되는 특정 주제에 달리기를 접목한 체육 활동을 하게 한다. 예를 들어 또래 집단의 압력에 대처하는 방법인 'STOP(멈추고), BREATH(호흡하고), LISTEN(듣고), REPLY(대답하다)'의 앞 글자를 딴 'SBLR'이 주제라면 또래 무리가 와서 특정 친구를 따돌리자고 제안할 때 대처하는 방법을 상황극을 통해 익힌다. 상황극을 마치고 나면 팀별로 멀리 놓인 알파벳 S, B, L, R 카드를 하나씩 가져오는 달리기 게

---

[*] 존 레이티·에릭 헤어거먼, 이상헌 옮김, 『운동화 신은 뇌』, 북섬, 2010, 20~25쪽.

임을 한다.

힘이 약한 아이에게 핀잔을 주기보다는 서로 도우면서 함께 해결할 수 있는 과제를 주고, 점심시간에 여학생들이 주축이 되어 반별 축구 리그를 벌이고, 예능 프로그램을 응용한 체육 수업을 하는 학교도 있다. 이렇게 경쟁보다 협력에 초점을 맞춰 수업을 진행하는 체육 선생님들의 수가 많아지고 네트워크가 활발해져서 콘텐츠가 생산되고 확산되길 바란다. 신체 활동을 통한 협력과 배려를 배울 수 있는 체육 수업이 학생과 학교 모두에게 환영과 지지를 받으려면 학생들의 기호를 반영한 수업으로 참여도를 높이고, 학업 성취도도 향상하는 모습을 보여 줘야 한다. 이를 위해 정부가 체육 수업 다양성을 위한 지원을 강화하고, 학교와 함께 활성화 방안을 찾아야 한다.

나를 지키는 법을 배운다면

누구나 살아가면서 마주할 수 있는 불편하거나 위협적인 상황에서 자신을 지키는 방법을 배워도 좋겠다. 2018년부터 은평구 인권센터와 살림의료사협이 진행하는 '10대 여성 자기방어 훈련 파워업POWER UP' 프로그램은 어떤 경우가 (성)폭력 상황인지 알 수 있는 감수성을 기르고, 그런 상황에 현명하게 대응하는 방법을 찾을 수 있게 돕는다. 자기 자신에 대해 잘 알아야 공격 상황에서 방어할 수 있기 때문에 내 강점과 약점이 뭔지, 약점을 보완할 수 있는 방법은 뭔지를 생각해 보는 시간을 갖는다. 그리고 여러 폭력 사례가 나나 내 주변에 닥쳤을 때 어디에 어떻게 신고하고 도움을 요청할지 토론하며 물리적인 공격으로부터 스스로 방어하는 실기 수업도 진행한다.

한편 여성, 청소년, 노년, 장애인, 소수자 등 다양한 몸과 정체성을 가진 사람들을 위한 건강 콘텐츠를 개발하는 연구 모임인 공존 무브먼트의 '임파워링 디펜스Empowering Defense' 수업은 '태세 갖추기'라는 이름으로 아이들이 평소 자신의 자세와 시선과 걸음걸이를 점검하게 한다. 어깨를 움츠리지는 않는지, 고개를 푹 숙이지는 않는지, 앞으로 똑바로 바라보는지 살펴보고 일상생활에서 당당하고 단단한 자세를 유지하는 법을 배운다. 이런 기회에 자기 발견을 경험한 아이들은 자연스럽게 근력 운동의 필요성을 느끼기도 한다.

"어? 선생님 저는 왜 어깨가 안 펴지죠?"

"똑바로 선 줄 알았는데 배가 앞으로 나와요. 뱃살인가?"

"겨드랑이 밑에 힘을 주라는 게 무슨 말인지 모르겠어요!"

어깨가 안 펴진다는 아이에게는 평소에 어떤 자세를 오랫동안 하고 있는지를 물어보고, 오래 앉아 휴대전화를 들여다보는 자세가 몸을 망가뜨린다고 설명한다. 배가 나왔다는 아이에게는 몸통을 지탱하는 코어 근육과 겨드랑이 밑 광배근 등 근육에 대해서 자연스럽게 설명하며 운동 방법을 알려 준다.

이 밖에 '움직여 보지 않던 방식으로 움직여 보기' '안전한 범위 안에서 과감하게 움직이며 안전한 범위 넓혀 나가기' '압박 속에서 호흡하고 침착해지는 법' '반복을 통해 움직임이 자연스러워지도록 체화하기' 등을 훈련한다. 단순히 호신술을 배운다는 개념을 넘어 아이들에게 근력 운동의 중요성과 함께 용기와 자신감을 키워 주는 자기방어 훈련 프로그램을 학교에서 접할 수 있게 해야 한다.

5. 유년기 놀이는 최고의 건강 적금

근육도 저축한다

수십 년간 우주비행사들의 몸을 관찰하고 분석한 NASA 연구원 버니코스 박사는 『움직이는 습관』에서 어른이 아이한테 중력 이용법을 많이 배워야 한다고 했다. 아이들은 지칠 줄 모르고 샘솟는 에너지로 달리고, 구르고, 매달리고, 돈다. 그리고 이 온갖 놀이가 바로 중력이 신체에 작용하는 다양한 방식을 반영한다.

걸음마를 떼는 아기는 자주 헛디디고 넘어지지만 곧 중력에 맞서 무릎을 굽히는 법을 배우고는 발을 높이 올려 보폭을 늘리고 발이

걸리지 않도록 한다. 그러고 나면 이제 달리고 외발로 뛰고 재주넘고 옆으로 구르고 물구나무서고 거꾸로 매달리는 아이를 막을 수 없다.

—『움직이는 습관』

이렇게 아이들은 누가 가르쳐 주지 않아도 중력 속에서 살아가는 방식을 배우며 본능적으로 뼈와 근육을 단단하게 하는 움직임을 만들어 낸다. 그리고 성장의 정점을 찍는 30대가 되면 자신이 가진 근골격량에서 근육량과 골밀도가 조금씩 줄어든다. 10년마다 남자는 3킬로그램, 여자는 2킬로그램쯤 근육을 잃어버린다.

체육학부 시절, 대략 스물다섯 살에 신체 발달이 정점에 이르고 나면 매일 근원섬유가 일곱 개쯤 사라진다는 운동생리학 교수님의 말을 듣고 큰 충격을 받았다. 근원섬유가 머리카락보다 가늘긴 하지만 스물다섯 살 이후 내 나이에 이르기까지 몇 년 동안 365×7만큼 이미 사라졌고 지금도 사라지고 있다니! 게다가 50대가 되면 근육이 해마다 1~2퍼센트씩 줄어들고, 70대에는 젊은 시절 최고 근육량의 절반 수준밖에 안 된다는 끔찍한 말도 들었다. 교수님 말의 요지는 어릴 때 뼈와 근육의 양을 열심히 늘려 놓으면 성장이 끝난 뒤 근육량이 조금씩 줄어들더라도 남들보다 오랫동안 좋은 건강 수준을 유지할 수 있다는 것이었다. 나이 듦을 마치 피할 수 없는 저주나 질병처럼 여긴 부분은 동의하기 어려워도, 보행의 자유를 누리면서 삶의 질을 괜찮은 수준으로 유지하는 데 운동이 중요하다는 말은 맞다.

'근육 저축' '근육 연금'이라는 말도 있다. 30대의 근육량을 100퍼센트로 볼 때 60대가 되면 그중 30퍼센트, 80대가 되면 50퍼센트가 사라지기 때문에 운동할 수 있을 때 열심히 근육의 양을 늘려 놓는 것이 좋다. 나중에 근육의 부피가 줄더라도 근육세포의 핵은 남아서, 다시 운동을 시작했을 때 더 빠르게 근력을 회복할 수 있기 때문이다.

아이들에게 뛰어놀 시간을

'아이들은 그저 잘 먹고 잘 놀면 최고'라는 말이 건강에 관해서라면 진리다. 놀이를 포함한 어릴 때 신체 활동을 적금으로 비유하자면 최고 이율의 건강 적금이다. 어린아이부터 흰머리 어르신까지 다양한 연령대의 사람들에게 운동을 알려 주면서 느낀 점은 어리고 젊은 시절에 많이 움직인 사람의 뼈가 정말로 더 건강하다는 것이다. 해골 모형의 뼈는 단단한 막대기처럼 생겼지만 살아 있는 생물의 뼈는 쉬지 않고 역동적으로 생성과 파괴를 반복

한다. 우리가 몸을 활발하게 움직이면 혈액 순환이 잘 되면서 뼈에 적당히 충격을 주고, 이때 약간의 압전효과가 생긴다. 이렇게 혈류량 증가와 압전효과 때문에 뼈에 마이너스 전위가 생기면 혈액 중 플러스 칼슘 이온이 뼈에 결합하기 쉬워지면서 골량이 늘어난다. 그리고 한창 조직이 만들어지고 발달하는 성장기에 운동을 하면 이 효과가 더욱 극대화된다. (물론 인생의 어느 시기에든 운동을 시작하면 건강에 유익하다.)

이런 황금 같은 시기에 하루의 반 이상을 책상 앞에 앉아서 보내는 요즘 아이들을 생각하면 너무나 안타깝다. 그래서 나는 자녀의 운동 상담을 하러 오는 분들에게 적극적으로 말한다. 아이들은 많이 움직일수록 좋고, 여러 가지 스포츠를 접하는 것이 좋다고 말이다. 특히 아이가 팀 스포츠에 참여한다면 다른 이들과 어울려 뭔가를 성취하는 기쁨, 양보하고 기다리는 법, 함께 땀 흘리며 움직이는 즐거움을 배울 수 있다. 그리고 한 가지 운동만 반복하면 흥미를 잃을 수 있기 때문에, 활동적인 다른 놀이나 운동 프로그램에 가끔 참여하는 편이 좋다.

어린이 근력 운동 지침 – 미국대학스포츠의학회(ACSM)

- 근력 운동은 어린이들의 생활 패턴과 자연스럽게 조화를 이루도록 간헐적으로 실시한다.

- 근력 운동은 잘 훈련된 사람의 지도를 받아야 한다.

- 너무 고강도나 최대 강도의 운동은 어린이들이 흥미를 잃을 수 있으므로 피해야 한다.

- 트레이닝 장비는 아이의 성숙도, 크기, 힘에 따라 다양하게 그리고 적절하게 적용한다.

- 트레이닝은 운동 기술과 체력 수준을 증가시키는 종합적인 프로그램이어야 한다.

- 근력 운동의 양보다는 지속적인 참여와 적당한 기술 습득이 더 중요할 수 있다.

- 만약 사춘기 전의 어린이가 올바른 형태로 8회를 반복하지 못한다면 무게를 낮출 필요성이 있다.

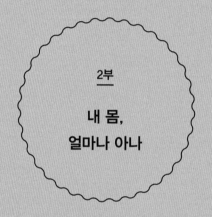

2부
—

**내 몸,
얼마나 아나**

1. 체중계 숫자에 연연하지 말자

숫자는 숫자일 뿐

저울의 숫자로 나타나는 몸의 무게, 체중. 우리 사회에서 체중은 여러 의미가 있다. 발육, 영양, 건강 상태를 나타내는 지표로서 체중은 아주 어릴 때와 아플 때, 나이가 많이 들었을 때 말고는 별 의미가 없다. 하지만 사회에서 정상 범주로 보는 표준체중, 사진 속에서 예뻐 보이는 미용 체중, 체성분 분석기 위에서 체질량 지수BMI, Body Mass Index에 따라 저체중부터 고도비만으로까지 나뉘는 체중 등 가족, 친구, 의료인, 트레이너, 행인, 시청자같이 다양한 감시자들에게 보이는 체중은 마치 내 몸의 성적표와도 같다.

그런데 숫자로 보이는 체중은 피상적이다. 그걸 분석해서 과체중이네 아니네 하는 것도 본질과 거리가 먼 평가다. 내 체중을 저울의 숫자로 아는 것과 실제 무게로 느끼는 것은 아예 다르다. 저울에 표시되는 숫자는 그저 숫자일 뿐이다. 나이가 숫자일 뿐인 것처럼 말이다.

한번은 체성분 검사 결과지를 들고 내게 와서 이렇게 물은 분이 있다.

"선생님, 이걸 보니까 제가 과체중이래요. 체중을 72킬로그램까지 5킬로그램이나 줄이라고 나와서 심란하네요."

"그래도 처음 오셨을 때보다는 체중이 줄었어요. 요즘 일상생활 하실 때나 운동하실 때 어떤 느낌이세요?"

"전보다는 몸이 아주 가벼워요. 체력도 좋아진 느낌이고. 체중계에 올라가지 말라고 하셔서 체중을 재 보진 않았는데, 옷이 조금 헐렁해져서 이번 검사 때 살이 많이 빠졌을 줄 알았어요. 그런데 생각보다 체중이 많이 나가니까 실망스럽죠."

"몇 년 전에 다이어트로 70킬로그램까지 뺐다고 하셨죠? 그때 느낌이랑 비교하면 어떠세요?"

"그때보다 지금이 훨씬 건강한 느낌이에요. 그때는 밥을 거의 안 먹으면서 단기간에 뺐거든요. 배가 고프니까 성격이 예민해지고, 기운도 없었어요."

"요즘은 건강한 느낌이라니 다행이에요. 선생님께서 여기 쓰인 대로 5킬로그램을 더 빼면 어떨 것 같으세요?"

"지금도 전보다 음식을 조금 먹는데, 더 줄이면 너무 힘들 것 같아요. 안 맞던 옷이 다시 맞으니까, 특별히 지금 체중이 많이 나간다는 생각은 못 했어요."

"네, 그럼 지금 상태를 유지한다고 생각하시고 검사지에 나온 숫자는 신경 쓰지 마세요. 선생님께서 느끼시는 몸 상태가 더 중요해요. 건강하다고 느끼는 체중은 각자 다 다르거든요. 근데 기계는 키, 성별, 체중만으로 결과를 내놓죠. 사실 기계가 판단할 수 있는 게 아닙니다."

스스로 판단하는 몸의 느낌

체성분 검사지를 가지고 상담할 때 나는 늘 숫자보다 전체적인 비율과 현재 몸에 대해 어떤 느낌이 드는지를 더 중요하게 생각하라고 권한다. 숫자에 얽매이다 보면 정말로 중요한 '스스로 판단하는 몸의 느낌'을 놓칠 수 있다.

고도비만 때문에 생존하려면 체중을 줄여야 하는 사람이라도 그저 검사지를 눈앞에 흔들면서 설득하는 방식으로는 행동하게 할 수 없다. 앉거나 누워서 많은 시간을 보내다 잠깐 집 근처 마트에 가는 정도의 활동 범위 안에서는 자기 몸이 얼마나 무거운지 알기 어렵다. 보통 사람들은 자신이 통제할 수 없을 만큼 체중이 불어나면 어느 순간부터 체중계에 올라가지 않고 거울도 잘 보지 않는다. 이들의 건강을 염려하는 사람이 옆에서 말로 설득하고 개입할 만한 수준을 넘어섰다면 스스로 몸을 움직여 자기 몸의 무게를 직면하게 할 수밖에 없다. 물론 이 모든 개입은 무례하다거나 지나치다고 느껴지지 않게 세심해야 한다.

매일 앉아만 있다면 몸의 변화를 바로 알아채기가 어렵다. 어떤 고도비만 수강생은 바닥에 엎드렸다 일어나 보고 나서야 "제 몸이 이렇게 무거운지 몰랐어요." 하고 말했다. 또 어깨와 허리의 통증 때문에 운동하러 오신 분은 20년 동안 수영만 한 탓에 매트 위에서 자기 체중으로 하는 근력 운동과 폼롤러 마사지를 매우 어려워하셨다. 물속에서는 물개처럼 날쌔게 움직일 수 있지만 어깨를 과도하게 쓰면서 근육운동을 하지 않아 문제가 생긴 것이다. 결국 지금까지 익숙하고 편했던 최소한의 신체 활동을 넘어 다양한 움직임을 시도하고 경험해 보아야 진정한 자기 몸을 알게된다.

2. 해마다 경신하는 인생 최대의 몸무게

움직임 부족과 나잇살

무릎이 아프고 허리도 아파서 운동을 어떻게 해야 할지 모르겠다고 찾아오신 분이 "뭐, 어쩌겠어요? 나이 들어서 그런 거겠죠." 하고 맥없이 말하면 왜 이렇게 무기력해지셨나 싶어서 안타깝고 속상하다. 이런 분들 가운데 상당수는 몇 가지 간단한 마사지와 운동으로 상태가 많이 호전되기 때문에 '통증이 정말 나이 탓인가?' 하는 의문을 품게 되었다. 그리고 통증의 원인은 퇴행성관절염이 아니라 '움직임 부족'인 경우가 훨씬 더 많았다. 나잇살에 대한 인식도 그렇다. 자세히 들여다보면 체지방 증가가 꼭 나이

탓만은 아닌데, 나이가 들어 살이 쪘다면서 쉽게 체념해 버린다. 생리학적인 면에서 생애 주기별로 호르몬 변화가 나타나는 것과 약물 부작용에 따라 체중이 증가하는 경우를 제외하면, 나잇살도 좋지 않은 식습관과 신체 활동량 감소의 결과일 가능성이 크다.

40대 후반부터 50대 초반인 여성들의 운동 모임에서 나잇살에 대해 긴 대화를 나눈 적 있다. 이들이 30대 후반부터 살이 찌기 시작해 지금까지 해마다 인생 최대의 몸무게를 경신한다고 푸념했다. 나잇살이 있다면 적어도 젊었을 땐 말랐어야 하지 않냐며 깔깔대다 어떤 분이 "도대체 나잇살이 뭐죠? 근거가 있는 말예요?" 하고 진지하게 물었다. 다들 잠시 곰곰이 생각하다가 '나잇살'을 파헤쳐 보자며 각자 몸의 역사를 돌아보기 시작했다. 결과는 예상 밖이었다. 돌이켜 보니, 살이 찌기 시작할 무렵 차를 사서 걷는 시간보다 운전하는 시간이 길었고 몸에 좋다는 음식도 챙겨 먹었다. 사회생활을 시작한 20~30대부터 과중한 업무량과 휴식 부족과 스트레스에 시달리며 늘 피곤해서 식사가 불규칙해졌고, 움직이기 귀찮아서 계단보다 엘리베이터를 이용했으며, 시간에 쫓겨 버스나 지하철보다 자가용과 택시를 타다 보니 '나잇살'이 생겨 버린 걸 깨달았기 때문이다.

퇴행성은 어느 행성인가

우리나라는 중년 이후 특별한 이상이 없는데 통증과 불편감이 있다는 사람에게 '퇴행성 질환' 같다는 진단이 쉽게 내려지며 이에 대해 대부분 너무 순순히 받아들인 뒤 '퇴행성이라면 어쩔 수 없지.' 하고 체념해 버리는 경향이 있다. 하긴 의사, 한의사 등 권위 있는 의료 전문가가 '당신 나이가 많은 게 문제'고 '수술만이 답'이라고 말할 때 결연히 '아니'라고 할 수 있는 사람이 몇이나 될까? 내 주변에도 허리 통증 때문에 검사받으러 병원에 갔다가 당장 수술하지 않으면 위험하다는 의사의 말에 그날 바로 입원하고 수술까지 받은 사람이 여럿이다. 이렇게 번갯불에 콩 볶듯 수술을 받고 상태가 더 나빠진 경우도 있다. 고생은 고생대로 하고 나아지지 않은 몸 상태에 절망하는 모습은, 옆에서 보기에도 너무 안타깝다.

'늙음은 추하다, 통증은 늙어서 생긴 것이다.' 이런 메시지를 끊임없이 던지는 사회에서 가장 이득을 보는 쪽은? 미용·건강 관련 기업과 환자의 공포로 돈을 버는 비양심적 병원 들일 것이다. '나이 듦'은 통제할 수 없고 추하다는 그릇된 메시지에 압도되어 무기력해지지 말고 내 몸의 역사와 특징부터 찬찬히 돌아보자. 그 특별한 역사가 지금의 나를 만들었고, 내 몸은 그저 변화에 적응했을 뿐이다.

『무브 유어 DNA』를 쓴 보우만이 이렇게 말한다. "당신의 몸은 망가지지 않았다. 몸은 항상 당신이 지금까지 어떻게 움직였느냐에 따라 형태를 변화시켜왔다."

3. 자궁과 유방만 있는 여성 건강

여성의 사망 원인 1위

여성 건강까지 책임지는 질 축소 성형수술

생리통 없애는 법

건강한 출산, 임신과 여성 건강

여성 건강에 좋은 즙

포털사이트에서 '여성 건강'을 검색하면 볼 수 있는 뉴스와 포스트다. '여성 건강'이라는 단어는 너무도 익숙하게 '자궁과 유방'을 떠올리게 하고, '자궁과 유방'은 자연스럽게 '임신, 출산, 섹스'와 연결된다. ('남성 건강'도 마찬가지다. '남성 건강 ○○으로 챙깁시다' '남성 정력제 ○○○' '남자를 위한 활력' 등 각종 건강보조식품 홍보 포스트가 먼저 뜬다.) '건강'이라는 단어 앞에 '성性'이 붙으면 성별을 나타내는 신체 부위와 내장 기관의 건강을 의미한다고 여겨진다. 이에 대해 미국 메이오클리닉의 여성 심장 질환 전문가인 헤이스 박사는 "연구자들은 아직도 여성의 건강과 관련해 '비키니 접근 방식'을 벗어나지 못하고 있다." 하고 꼬집었다.

성별 사망 원인 순위, 2015년

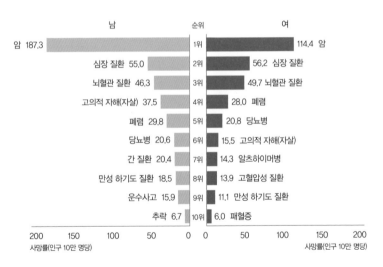

출처: 2015년 사망원인통계 보도자료, 통계청.

2015년 통계청 자료에서 한국 여자의 10대 사망 원인은 '악성신생물(암), 심장 질환, 뇌혈관 질환, 폐렴, 당뇨병, 고의적 자해(자살), 알츠하이머병, 고혈압성 질환, 만성 하기도 질환, 패혈증' 순이다. 그리고 '심장 질환, 뇌혈관 질환, 고혈압성 질환' 등 심혈관계 질환이 차지하는 사망률을 합하면 인구 10만 명당 119.8명으로 114.4명인 암보다 높다. 심혈관계 질환과 암이 모든 성별의 첫 번째 사망 원인이다.

병원에서 남자가 가슴이 아프다고 하면 심장내과 의사에게 보내고, 여자가 가슴이 아프다고 하면 정신과 의사에게 보낸다는 말을 우스갯소리처럼 들은 적이 있다. 실제로 여성이 호소하는 통증을 심각하게 받아들이지 않는 분위기가 있다. 자신의 분명한 통증과 경험에 대해 의료기관의 진지하고 예의 있는 접근을 경험해 보지 못한다면 의료계에 대한 불신이 생기는 게 당연하다. 이미 환자와 의사 간 권력관계가 존재하는 상태에서 환자, 특히 여성의 목소리는 제대로 해석되지 않거나 아예 접수조차 안 될 때가 많다.

생식기 중심의 건강 담론 벗어나기

철학자 한나는 『소마틱스』에서 소마로 보는 몸에 대해 이야기한다. '소마soma'는 '개인이 내부에서 1자의 관점으로 인지한 몸', '나 자신이 스스로 인식한 살아 있는 몸'이다. 제3자가 의학적 용어를 동원해 표현한 내 몸이 '보디body'라면, 소마는 내가 스스로 느끼고 정의하는 내 몸이다. 자신의 몸을 돌보고 건강을 유지하는 과정에서 소마 관점은 매우 중요하다. 타인은 내 몸에 대해 나만큼 잘 알지 못한다. 이와 마찬가지로 의료 전문가도 나와 함께 건강한 삶을 설계하는 조언자이자 파트너일 뿐, 전능하고 절대적인 신은 아니다. 특히 의료계에서 여성은 백인 남성의 '완전한 몸'과 대비되는 '불완전한 몸'으로 서술된 역사가 있으며 그 흔적이 여전히 있기 때문에, 여성 환자는 자신의 몸에 관한 경험을 중요하게 다뤄야 하며 모든 의학 검사와 진료 처치 과정에서 이를 간과하면 안 된다.

신약을 개발할 때 여성에 대한 실험을 생략해서 약의 부작용이 남성보다 여성에게 더 많이 나타나는 것을 남성 중심 의료의 예로 들 수 있다. 응급의학과 의사인 맥그레거는 TED 강연에서, 지난 100년간 승인되고 출시된 약들이 개발 과정에 남성 환자에게만 실험되었으며 남성과 여성의 생리적 차이점은 최근에야 의학계에서 고려되기 시작했다고 밝혔다. 사실 남자의 몸은 호르몬 수치 변화가 없이 항상 일정하기 때문에 남자들만 대상으로 하는 연구는 더 쉽고 돈이 덜 들었다. 남자와 여자가 생식기와 성호르몬을 제외하고 모든 면에서 같다는 식의 '비키니 의학'은 여성의 건강을 생식과 동일시하며 생식 이외의 고유한 여성적 특성을 무시했다. '여자는 가슴과 난소가 달린 남자가 아니'라는 맥그레거의 말은 지금까지 유방과 자궁, 생식 중심으로 여성 건강을 이야기한 방식에서 벗어나야 함을 보여 준다.

4. 몸의 신호 알아차리기

유리알을 뚫고 나오는 힘

"저, 엄마가 여기에 가 보라고 해서 왔는데요."
맹맹한 목소리에 눈매가 항상 웃고 있는 코난 씨*를 처음 만났을 때 나는 그녀가 고등학생인 줄 알았다. 실제 나이가 20대 후반이라는 걸 알고 깜짝 놀랐을 만큼 어려 보인 그녀가, 공무원 시험을 준비 중인데 체력이 떨어져서 힘이 든다며 운동을 시작해 보고 싶다고 했다. 등록하기 위해 카드를 꺼내던 코난 씨의 주머니에

---

*   본문에 나오는 등장인물의 이름은 모두 가명이다.

서 휴대전화와 작은 쇠막대 같은 것이 나왔다.

"이게 뭐죠?"

"전기충격기예요."

"전기충격기를 이렇게 가지고 다녀요?"

"네, 위험한 적이 몇 번 있어서…."

운동 수업 시간, 운동을 전혀 안 해 봐서 단순한 동작도 못 따라 하는 코난 씨 모습에 놀랐고 걱정스러웠다.

"힘들죠?"

마지막 운동 뒤 매트에 엎드린 채 대답이 없는 그녀에게 웃으면서 다시 물었다.

"설마 우는 건 아니죠?"

천천히 고개를 드는 코난 씨의 눈이 웃는 모양으로 울고 있었다.

'같이 운동할 수 있을까?'

아마 그녀도 속으로 나와 같은 생각을 했을 것이다.

그런데 내 생각에는 다시 오지 않을 것 같던 코난 씨가 놀랍게도 부들거리는 팔다리를 부여잡고 모든 수업에 열심히 참여했다. 아주 느리긴 했어도 시간이 갈수록 달라졌다. 어느새 주먹과 발걸음과 목소리에도 힘이 실리며 그동안 해 보지 않은 움직임을 시작했다. 털썩털썩 엎어지면서도 부들거리는 팔로 팔굽혀펴기를 여러 번 해내는 그녀에게서 싹을 틔워 내는 내면의 힘이 보였다.

그녀를 가두었던 보이지 않는 유리알에 금이 가고 있었다.

몸의 언어 감지하기

운동은 정기적이고 안전하게 구조화된 움직임으로 몸과 나누는 적극적인 대화라고 할 수 있다. 처음 만난 사람들이 어색함을 풀고 이야기와 생각을 나누기 위해 워크숍을 하는 것처럼 말이다. 아주 오랜만에 친구를 만나면 대화를 이어 가기가 어려운데, 우리와 몸의 관계도 마찬가지다. 움직임이 적으면 내 몸이라도 감각으로 만나기가 쉽지 않다. 그래서 운동은 통증이 오기 전에 미리 몸의 감각을 알아챌 수 있는 가장 건강한 방법이기도 하다. 평소에 잘 움직이던 사람은 무릎이 시큰거리기 전에 허벅지와 종아리의 긴장을 알아챌 수 있고, 어깨가 손상되기 전에 어떤 각도로 어느 정도의 무게까지 버틸 수 있는지를 안다. 오랫동안 자주 만난 친구와 함께하면 침묵 속에서도 편안하듯, 일상적으로 몸과 소통한 사람은 자기 몸이 말하는 걸 누구보다 먼저 알아차린다. 몸의 언어는, 바쁘게 지나가는 하루 속에서 알아차리기 힘들 만큼 작고 무시하기 쉬울 만큼 미약하다. 어쩌다 평소와 다른 느낌이 있어도 '응? 몸이 왜 이러지?' 하고는 그만. 내 몸 돌보기는 일상에서 뒤로 밀려나기 일쑤다. 하지만 몸은 한순간도 침묵하지 않는다. 떨림, 온도, (입이 아닌 데서 나는) 소리, 잡아당기는 듯한 긴장, 무게, (호흡이나 혈류) 속도 등과 같은 감각으로 자기 언어를 전한다. 만일 이런 몸의 신호를 오랫동안 알아차리지 못할 경우 몸은 통증이라는 비명을 지르기 시작한다.

몸의 신호 가운데 하나인 '이명'은 안 좋은 자세를 그만하라는 뜻이다. 이명은 중이염, 난청, 말초신경계 문제, 내과적 질환, 심리적 원인 등과 더불어 목, 턱, 어깨, 귀 주변의 머리 근육이나 인대의 문제에 따라 생긴다. 머리부터 목과 턱으로 이어지는 부위는 청각기관과 신경학적으로 연결돼 있어서, 이 부분에 문제가 생기면 체성감각성 이명이 생긴다. 요즘은 스마트폰과 컴퓨터를 장시간 좋지 않은 자세로 쓰는 젊은 사람들에게서 많이 나타나기도 한다. 둥그렇게 굽은 자세, 한쪽으로만 음식을 씹는 습관, 스트레스에 따른 근육 경직은 어깨, 목, 턱에 붙는 근육들(승모근, 흉쇄유돌근, 익상근, 측두근, 교근 등)에 문제를 일으키기 때문에 너무 오래 앉거나 서 있지 말고 수시로 몸을 움직여야 하고, 바른 자세로 앉아 스트레칭을 하며 몸이 이명이라는 비명을 지르지 않게 돌봐야 한다.

5. 몸 지도와 건강 곡선

몸 지도 그리기

외부 강의를 할 때면 짧은 시간 안에 처음 보는 사람들에게 어떤 이야기를 할지 항상 고민이 된다. 길어야 두세 시간인 한 차례 강의에서 모든 참가자의 이야기를 듣고, 그들 각자에게 맞는 건강 조언을 하기는 매우 어렵다. 이럴 때 비교적 쉽고 빠르게 참가자들에게 접근할 수 있는 방법이 "당신은 어떻게 살고 있습니까?" 하고 스스로 물을 수 있도록 '몸 지도'와 '건강 곡선'을 그리게 하는 것이다. 이 프로그램은 낯선 공간 속 여러 사람 앞에서 자기 이야기를 하는 것이 쉽지 않은 사람들이 건강에 대해 말문을 열

수 있게 도우며 그들이 자기 몸에 대해 평소보다 깊게 생각해 볼 수 있게 한다.

몸을 주제로 한 프로그램은 조용한 곳에서 바닥에 누워 눈을 감고 머리카락부터 발가락 끝까지 하나씩 더듬어 가면서 자기 몸을 만지고 느껴 보는 명상 같은 방식을 비롯해 척추에서부터 팔다리까지 정렬을 맞춰 나가는 교정 운동 방식에 이르기까지 수십, 수백 가지가 있다. 여기서 이야기하려는 '몸 지도 그리기'는 의료협동조합에서 모임이나 회의를 할 때 마음 열기 프로그램으로 종종 사용하며 길지 않은 시간에 진행할 수 있다.

진행자는 참가자들에게 사람 모양이 그려진 종이(몸 지도)를 나눠 준 뒤 몸에 관한 질문을 던진다. 그리고 참가자들은 질문에 대한 답으로 자신의 상태나 생각을 종이에 표시한다. 예컨대 지금 몸에서 가장 신경 쓰이는 부분이 어디인지, 가장 좋아하는 부분은 어디인지, 각 부위를 색으로 표시한다면 어떤 색을 칠하고 싶은지를 몸 지도에 표시한 뒤 참가자들이 돌아가면서 자신의 몸 지도를 보여 주며 이야기한다.

진행자가 참가자들에게 이렇게 요청한다. "여러분은 오늘 운동을 배우기 전에 각자 자기 몸이 어떤지 이야기해 주셔야 합니다. 손목이나 어깨가 괜찮은지, 허리가 아프진 않은지, 전에 아팠는지를 말해 주세요. 지금 감기에 걸렸다거나 생리 중이라면 그것

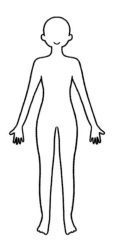

• 몸 지도: 아픈 곳, 신경 쓰이는 곳 등을 표시해 본다.

도 밝히시고요."

이렇게 질문하면 사람들은 잠시 자기 몸에 대해 돌이켜 보게 된다. 일상에서 자기 통증을 대수롭지 않게 여기며 "에이, 대충 파스나 붙이지." 하던 사람들도 '내가 언제부터 무릎이 아팠더라?', '감기가 이번엔 꽤 오래가는데, 왜지?' 하고 몸이 보내는 신호를 좀 더 진지하게 받아들이는 것이다. 그 전에는 표현하거나 드러내지 않던 몸에 대한 생각을 말로 풀어내는 과정을 통해 다른 사람들의 공감을 얻고 치유받기도 한다. 진행자로서는 참가자들의 몸 상태를 자연스럽게 알 수 있는 좋은 기회다.

나를 차분하게 돌아보고 싶을 때도 몸 지도 그리기가 좋은 방법이 될 수 있다. 종이에 자기 몸의 실루엣을 어떻게 그릴지 생각해 보자. 가만히 서 있는 자세일 수도 있고, 힘차게 발차기를 하는 모습일 수도 있다. 어떤 모습이든 그린 뒤에는 가장 신경 쓰이는 몸 부위에 표시를 한다. 무슨 색으로, 어떻게 표시할지도 자유롭게 선택한다. 표시한 몸 옆에 어떤 이유로 신경이 쓰이는지를 단어나 문장으로 정리한다. 이렇게 증상을 표시하고 정리한 몸 지도는 의사가 정확한 진단을 내리는 데 큰 도움이 된다. 운동을 배우기 전 트레이너에게 내 몸 상태를 설명할 때 활용해도 좋다.

건강 곡선 그리기

예전에 내가 아버지 셔츠를 한동안 입고 다녔는데, 나중에 아버지가 그 셔츠를 입어 보고는 "네 몸이 여기 배어 버려 불편해서 못 입겠다." 하신 기억이 있다. 원래 아버지의 옷이지만 내가 그걸 입는 동안 내가 잡는 자세가 옷에 새겨진 것이다. (사실 우리 아버지가 보통 사람들보다 옷에 대해 상당히 민감한 편이기도 하다.) 빨래도 하고 갈아입기도 하는 옷의 형태가 이렇게 사람의 움직임에 따라 변하는데, 하물며 몸은 어떻겠는가?

인체는 정교하고 복잡하며 그 자체로 우주의 모든 것과 끊임없이 상호작용하는 생명 박동의 표면이다. 그리고 모든 것을 기록한다. 심리와 정신적인 부분을 포함해 많은 시간을 보내는 집이나 직장의 환경, 평소 자세 및 행동과 관련된 모든 것이 몸에 반영된다. 그래서 나는 누군가 내 앞에 와서 운동을 시작하고 싶다고 하면 그 사람이 끌고 온 삶의 기다란 선을 상상하지 않을 수 없다. '건강 곡선 그리기'가 바로 한 사람의 과거와 현재를 알 수 있는 좋은 도구다. 이걸 그려 보고 그가 바라는 미래의 모습을 같이 상상하며 운동 계획을 세우면 동기부여뿐만 아니라 실제 운동 목적 달성에도 효과적이다.

'건강 곡선'은 목적에 따라 '인생 곡선'이나 '내 몸의 역사'로 바꿔서 그려 볼 수도 있다. 출생부터 현재까지 나이를 가로축으로 하고, 세로축은 목적에 따라 '건강 점수' '움직임 점수(신체 활동량)' '행복 점수' 등으로 다양하게 설정한다. 열 명 안팎의 작은 집단을 이뤄 그리면 효과적인데, 참가자 수가 이보다 많다면 대여섯 명 정도로 모둠을 나눠 진행한다. 건강 곡선을 그리면서 자신의 건강 역사를 이야기한 참가자들은 모임이 끝난 뒤 실제로 운동을 시작하기도 하면서 더 건강한 생활을 꿈꾼다.

건강 곡선 그리기에 참가한 사람들이 이런 소감을 남겼다.

"몇 년 동안 운동은 안 하고 다른 일에만 힘쓰고 살았는데, 내 몸

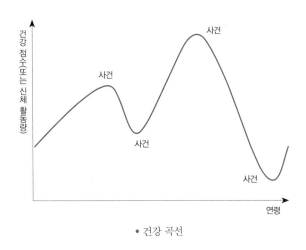

• 건강 곡선

의 역사에 대해 알아본 것을 계기로 운동을 좀 더 열심히 해야겠다는 생각이 들었습니다."

"지금까지 제 인생은 무난하다고만 생각했는데, 돌이켜 보니 여러 번 굴곡이 있었더라고요. 건강에 대해 돌아볼 수 있어서 좋았습니다."

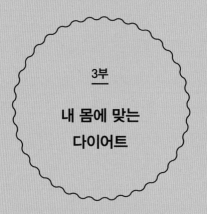

3부
—

**내 몸에 맞는
다이어트**

1. 다이어트는 습관이다

다이어트의 궁극적 목적

많은 사람이 나처럼 다이어트 때문에 운동을 해야겠다고 결심할
것이다. 하지만 검색창에 '다이어트'라고 입력하고 정보를 찾아
도 효과적이고 올바른 다이어트 방법이 나오지는 않는다. 다이어
트 보조제, 다이어트 식품 광고부터 눈에 띄기 때문이다. 어느 포
털이든 다이어트 전후 모습을 담은 자극적인 사진과 현란한 광고
가 우리의 눈길을 사로잡기 위해 어지러이 깜박인다. 정신을 차
리고 조금 더 신뢰할 만한 정보를 얻기 위해 책과 영상을 찾아보
면 어떤 운동을 해라, 뭘 먹어라, 뭘 먹지 말아라, 어떻게 먹어라

하는 방법만 제시되고 다른 설명은 찾기 어렵다.

예전에 나도 체중 조절과 체지방 감량을 위해 어떻게 식단을 구성할지, 다이어트 때 호르몬이 어떻게 작용하는지, 가장 효율적인 지방 연소 운동 프로그램은 어떻게 설계되는지는 물론이고 세포 수준의 대사 작용까지 공부했다. 그러나 머릿속에 지식이 쌓이는 것, 그 지식이 다이어트를 결심한 사람에게 전달되는 것, 그 사람에게 실제로 다이어트 효과가 나타나는 것 사이에 너무 큰 간극이 있다는 것을 몇 년 동안 절감했다. 다이어트가 '적게 먹고 많이 움직이는 것'이라는 하나 마나 한 말을 앵무새처럼 반복해서는 안 됐다. 요요현상 때문에 다이어트 전보다 몸이 더 안 좋아졌다며 농담 반 진담 반으로 다이어트를 하지 말았어야 했다는 사람들과 함께 절망하면서 정말 어떡하나 싶었다. 도대체 다이어트가 뭐라고? 이 고통에서 벗어나기 위해 지금까지 쌓은 지식과 경험은 잠시 잊고, 다시 처음으로 돌아가 '다이어트란 무엇인가'를 생각했다.

'다이어트를 하는 궁극적인 목적은 건강하고 행복하게 사는 데 있지 않나?'

사람들은 지금보다 더 나은 삶, 자신이 더 바라는 삶을 살고 싶어서 다이어트를 결심한다. 그렇다면 개인의 건강을 유지하고 증진하며 삶의 질을 높이는 데 초점을 맞춰 다이어트를 다시 정의할 필요가 있다. 그래서 다이어트는 '건강하게 살아가기 위해 무엇을, 언제, 어떻게, 누구와 먹을지를 선택하는 일련의 과정으로 이루어진 생활 습관'이라고 정의하려 한다. 즉 체중을 줄이거나 늘리는 데 초점을 맞춘 단기간의 음식 섭취 제한은 이 글에서 말하는 다이어트가 아니다.

다이어트를 '건강에 초점을 맞춘 식이와 운동 습관을 포함한 전반적인 생활 습관'으로 정의한다면 '사소한 일상의 선택을 구성하는 것이 무엇인지'가 '탄수화물, 단백질, 지방'보다 더 중요해진다. 내 경우에 선택은 크게 '감정과 문화'로 구성된다. 나로서는 내 감정만큼이나 남들의 시선, 대중매체가 만들어 낸 이상형이 큰 영향을 미치기 때문이다. 다이어트 관련 시장의 규모가 10조 원 정도라고 한다. 우리 호주머니를 노리는 기업이 대중매체를 비롯한 온갖 방법을 동원해 불안감을 자극하고 돈을 지불하도록 유혹할 것이다. 이런 상황에 휘둘리지 않고 건강한 생활 습관의 중심을 잡기란 쉽지 않다. 하지만 '내가 진정 원하는 삶'에 맞춰 다이어트 목표를 설정하고, 무엇이 일상의 선택을 결정하는지 점검한다면 올바른 선택을 할 수 있다.

하루를 만드는 무수한 선택

우리는 무엇을, 언제, 어떻게, 누구와 먹을지를 하루에도 여러 번 선택한다. 이런 작은 선택이 쌓여서 몸과 마음의 건강 상태에 지대한 영향을 미친다. 노르웨이의 멘탈 트레이너 에릭 라르센은 『최고가 되라』에서 '출발하게 하는 힘이 동기라면, 계속 나아가게 하는 힘은 습관'이라고 했다. 매일 매 순간 내가 내리는 선택이 쌓여 패턴을 만들고 습관이 된다. 아리스토텔레스도 '우리는 반복적으로 행동하는 대로 된다'고 했다. 하루만 떼어 놓고 보면 아주 사소한 것이 한 해 동안 쌓이면 엄청난 것이 된다. 그래서 '내가 어떤 상황에서 어떤 선택을 내리는지' 살펴보는 것이 중요하다.

30대 중반 싱글로 하루 여덟 시간 넘게 컴퓨터 앞에 앉아 일하는 여성 수지를 예로 들어 보자. 수지는 다이어트를 몇 번 해 봤다. 다이어트에 성공하려면 무엇을 먹고 무엇을 먹지 말아야 할지, 운동은 얼마나 해야 하는지에 대해 어느 정도 아는 셈이다. 최근 다시 다이어트를 결심한 수지가 아침부터 잠자리에 들 때까지 어떤 선택을 해야 하는지 한번 살펴보자.

• 아침 자명종 소리에 눈이 떠졌다. 저녁에 회의가 있어서 운동

할 시간이 아침밖에 없는데, 자리를 박차고 일어날까? 피곤하니까 좀 더 잘까?

- 아침에 운동을 심하게 하면 종일 힘들 텐데, 운동을 얼마나 할까?

- 피트니스 센터 재등록할 때가 됐네. 지금 하는 운동을 계속 할까, 다른 곳을 알아볼까?

- 출근 전이라 바쁜데 우유에 시리얼을 말아 먹을까? 시간이 조금 걸려도 건강 식단대로 차려 먹을까? 아예 먹지 말까?

- 걷기 편한 신발을 신을까, 회의가 있으니 구두를 신을까? 구두를 들고 가서 회의 때만 신을까?

- 회사 갈 때 한 정거장 앞에 내려서 10분이라도 걸을까, 그냥 회사 앞까지 갈까?

- 점심은 뭘 먹을까?

- 회사 동료들과 카페에 왔는데, 뭘 마실까? 디저트를 먹을까 말까?

- 점심시간 끝나기 전에 스트레칭을 할까? 5분이라도 산책을 하고 올까?

- 단 게 당기니까 과자를 먹을까?

- 과자 대신 먹을 견과류를 주문할까?

- 저녁에 김밥 먹으면서 회의를 하자고 한다. 마요네즈가 걸리

지만 참치라는 단백질이 있는 참치김밥을 먹을까, 담백하게 채소가 많이 들어간 김밥을 먹을까, 내 입맛대로 매운 오징어 김밥?

- 회의가 끝나니 밤 9시가 넘었다. 택시를 탈까, 지하철을 탈까?
- 저녁을 부실하게 먹었더니 배고프네. 뭐라도 먹고 잘까, 그냥 잘까?
- 냉장고에 있는 맥주 한 캔을 마셔 버릴까?
- 자기 전에 휴대전화나 TV 좀 볼까? 그 전에 내일 아침에 바로 먹을 수 있게 샐러드를 만들어 놓을까?

수지는 이렇게 많은 선택의 순간에 어떤 결정을 내려야 할까?

2. 정답은 없어도 방향은 있다

얼마나 섭취하고 얼마나 소비했나

다이어트는 (병이 있는 경우가 아니라면) 결국 섭취량과 소비량의 비율에 달려 있다. 뭘 얼마나 먹고, 얼마나 어떻게 소비했는가? 이게 다이어트의 전부다. 그래서 다이어트에 실패란 없다. 오늘 과식했다면 내일 적게 먹으면 된다! 생각과 다르게 행동해 버렸다면 어떤 지점에서 자꾸 무너지는지 자기 자신에 대해서 알아보는 기회로 삼는다. 요요현상을 경험하는 사람들에게 자주 반복되는 심리 유형은 '전부 아니면 전무all or nothing'다. 즉 완벽한 식단을 유지하다 한 번 무너지면 망했다고 생각해서 아예 포기해 버린다.

다이어트를 하려면 완벽한 절제력을 발휘해야 한다는 생각은 현실적이지 않고 옳지도 않으니 빨리 벗어나자.

아침 운동의 강도 설정

늦잠 자고 싶은 욕망, 움직이기 귀찮고 편히 쉬고 싶은 욕망에 조금도 흔들리지 않는 사람은 없다. 그래서 언제나 선택 자체보다는 '그다음 선택'이 더 중요하다. 예컨대 아침에 늦잠을 자서 운동을 못 했다면 회사에 갈 때 두어 정거장 전에 내려서 걷고 점심 시간에 짬을 내어 스트레칭을 꼭 하는 것으로 아침 운동을 대신할 수 있다. 또 늦잠을 자지 않고 이른 아침에 운동 센터까지 가는 데 성공했다면 자신의 몸 상태와 일과를 고려해 운동 강도를 조절한다. 며칠째 야근할 만큼 업무 강도가 높은 날이 계속되고 스트레스가 많다면 아침을 깨우는 요가 프로그램에 50분 정도 참여하거나 폼롤러 마사지, 가벼운 걷기와 달리기를 병행하는 운동으로 몸에 큰 무리를 주지 않는 것이 좋다.

운동 센터 재등록, 어떻게 할까?

운동 센터의 재등록을 결정할 때는 지금 다니는 센터를 그만두면 정기적으로 하는 운동에 공백이 생기는지, 공백이 생긴다면 얼마나 생길지, 가 보고 싶은 다른 센터나 배우고 싶은 운동이 있는

지, 그 센터가 지금 다니는 곳보다 이용하기 편하고 경제적인지 같은 사항을 고려해 본다. 나는 관심 있는 운동 센터나 만나 보고 싶은 트레이너가 있으면 센터를 잘 옮기는데, 이럴 때 적어도 주 2회 운동은 유지하려고 노력한다. 또 새로운 센터로 옮기는 건 즐거우면서도 몸에 스트레스를 주는 일이라서, 일상이 불안정하고 어수선하다고 생각되는 시기에는 다니던 곳을 몇 달 더 그대로 다니는 편이다.

운동 센터에서는 근력 운동 기계와 아령·역기를 이용하는 헬스와 트레이너에게 일대일 운동 강습을 받는 PT를 하는 게 좋은데, 다른 운동들도 경험하고 싶다면 휴대전화 앱을 활용하는 것도 좋다. 요즘은 다양한 활동을 체험해 볼 수 있는 1일 교습 서비스를 제공하는 앱도 많으니 일상에 활력을 주고 싶을 때 도전해 봐도 좋겠다.

식사와 간식, 어떻게 할까?

음식을 먹을 때 중요한 건 칼로리가 아니라 '포만감을 얼마나 오래 유지할 수 있는가, 영양이 풍부한 음식을 어떻게 먹을 것인가, 건강에 해로운 음식은 무엇이고 어떻게 피할까' 등이다.

세끼 식사와 간식을 잘 챙겨 먹으면 허기를 느끼지 않고 다이어트를 지속할 수 있다. 아침 식사를 거르지 않는 것이 좋은 이유는 잠든 시간 동안의 허기를 달래 놓아 점심시간 이후의 폭식을 막는 것이다. 이 공복 스트레스가 생각보다 몸에 해롭다. 최근 미국 아이오와대학교 보건대학원의 바오 웨이 역학 교수 팀이 진행한 연구에 따르면, 아침 식사를 한 번도 안 한 그룹이 매일 아침 식사를 한 그룹에 비해 심장병, 뇌졸중 등 심뇌혈관 질환에 따른 사망률이 87퍼센트 높은 것으로 나타났다.* 공복 스트레스가 높아지면 혈압, 혈당과 체중을 유지하는 호르몬의 변화가 일어나 심장 질환으로 이어질 확률이 높다. 또 아침 식사는 자는 동안 떨어진 체온과 신진대사 기능을 회복시킨다. 아침 식사의 이런 이점들을 얻기 위해 역시 잘(!) 챙겨 먹어야 한다. 우유에 말아 먹는 시리얼이 간편하기는 해도 영양 면에서 부족하다. 삶거나 부친 달걀, 데친 두부, 생선 구이 같은 음식을 더해 단백질을 챙기면 좋다. 식사 시간을 고정하고 영양소를 골고루 챙겨 먹는데, 혈당 수치가 급하게 오르내리지 않도록 혈당지수가 낮은 음식을 택한다. 과일은 하루에 자기 주먹 크기 하나 정도만 먹는다. 사과는 반 개, 바나나는 한 개, 딸기는 다섯 개, 귤은 두 개쯤 된다.

* https://www.yna.co.kr/view/AKR20190423041400009

내 몸의 세트 포인트 바꾸기

다이어트는 루틴, 즉 '아침 식사와 단백질 챙기기'나 '식사 일기 쓰기' 같은 자신만의 일정이나 원칙이 중요하다. 나는 하루를 활기차게 시작하기 위해서라도 아침을 꼭 먹는 편이다. 건강운동관리사라는 직업상 신체 활동이 많아 아침 식사 말고도 부족하기 쉬운 비타민을 의사에게 추천받아 하루 한 알씩 먹고, 단백질이 풍부한 수제 그릭요거트에 건강한 지방이 풍부한 견과와 씨앗류를 넣어 먹는다.

바쁜 아침에 조리법을 고민하거나 손이 많이 가는 음식을 먹기는 어려워서 매일 아침을 거의 비슷하게 먹는다. 준비하는 시간을 줄이면서 몸이 반사적으로 움직이도록 만들기 위해서다. 식사의 준비와 끝이 너무 번거로우면 안 되며 15분 이내로 하는 게 좋다. 이렇게 메뉴 선택의 다양성을 줄여서 매끼 뭘 먹을지 고민하지 않고 내 몸이 스스로 알아서 먹도록 하면 과식이나 폭식의 위험성을 줄일 수 있다. 식품 선택의 폭이 넓어진 것은 식품업계의 배만 불린 게 아니라 우리 허리둘레도 늘렸다.

음식에 대해 너무 많이 생각하지 않는 것은, 건강하지 못한 습관 때문에 만들어진 우리 몸의 세트 포인트를 바꾸는 방법 중 하나다. 세트 포인트, 즉 우리 몸이 적절하다고 설정한 체중을 낮추려면 이것만 기억하자. 매끼에 꼭 챙겨 먹어야 할 것은 고기, 생선, 알류, 콩류 등의 단백질과 통곡물, 채소, 견과, 버섯 등의 식이섬유가 풍부한 음식이며 이 중 가장 중요한 것은 단백질이다. 우리나라 사람들이 탄수화물은 너무 많이 섭취하면서 단백질은 적게 먹는 경향이 있기 때문이다.

단백질이 많은 음식은 육류의 살코기, 생선, 새우 등 해물과 콩(두부), 달걀, 견과 등이다. 매끼 이런 음식을 먹고 있는지 확인해 보자. 만일 채식을 한다면, 곡물과 콩과류를 조합해서 먹는 것으로 단백질을 섭취할 수 있다. 밀, 옥수수, 쌀, 율무 같은 곡물을 강낭콩, 땅콩 등과 섞어 먹는 것이다. 바빠서 이렇게 챙겨 먹기가 부담스럽다면 단백질 보충제를 섭취해도 된다. 유청단백질이 아닌 식물성단백질 보충제를 운동할 때나 운동 전후에 수시로 섭취한다. 나도 채식주의자용 단백질 보충제를 먹어 보았는데, 고강도 운동을 할 때 먹으면 확실히 근육 회복 속도가 빨랐다. 다만 이런 보충제가 식사를 대신할 수는 없다. 그러니 식단에 단백질이 부족할 때나 운동을 할 때 부가적으로 섭취한다.

3. 나쁜 습관과 결별하려면

강해지고, 활력 넘치고, 더 건강해지는 느낌

편하고 즐거운 것을 본능적으로 추구하는 인간이 좀 더 움직이고, 생각하고, 해 보지 않아 낯선 것을 하겠다고 결심하기는 쉽지 않다. 하지만 만일 건강하지 않은 상태가 오래간다고 느껴진다면 익숙한 일상에서 벗어나야 한다. 그리고 익숙하기 때문에 안전하다고 여겨지는 하루하루를 바꾸려면 스스로 정말 원하는 목표가 뭔지 또는 원하지 않는 것이 뭔지부터 알아야 한다. 그래야 온 힘을 다해 현재의 안락함을 벗어날 수 있다.

다이어트를 결심하는 순간의 감정, 이 감정이 강렬할수록 다이어트에 성공할 가능성이 높아진다. 감정을 배제한 차가운 지식과 이성은 사람의 행동을 길게 꾸준히 바꾸지 못한다. '더는 이렇게 살지 않겠다'는 강렬한 감정이야말로 지렛대가 되어 변화를 시도할 힘을 준다.

내 경우에는 내가 원하는 삶보다 원하지 않는 삶이 더 분명했다. 비만일 때, 당장 뭐든 바꾸지 않으면 시간이 갈수록 점점 더 살이 찔 거라는 생각에 두려웠다. 소중한 인생이 만족스럽지 않은 상태로 흘러가는 것을 느끼면서 조급해했다. 그러면서 뭘 어떻게 시작해야 할지 몰라서 답답하기도 했다. 분명한 건 인생을 그대로 둘 순 없다는 생각이었다. 그래서 원하지 않는 몸으로 사는 시간을 가능한 한 줄이겠다고 다짐했다. 좋아하는 운동을 계속하기 위해서라도 좀 더 자유롭고 안전하게 움직일 수 있는 몸을 만들어야 했다. 가능하면 한 살이라도 어릴 때 빨리 몸을 만들어서 하고 싶은 동작을 맘껏 하고 싶었다. 그러니 나를 움직인 힘은 "이렇게 살고 싶어!"보다 "이렇게 살고 싶진 않아!"에 있었다.

원하지 않는 몸으로 살지 않겠다는 강렬한 결심은 내가 새로운 것을 시도하고, 몸에 익은 나쁜 습관들과 멀어질 수 있는 동기가 되었다. 원하지 않는 것을 떠올리면 고통스러웠고, 그걸 한 발이라도 피해 가는 선택은 즐거움이 되었다. 다시 말해, 기름지고 단 음식들을 포기하는 것보다 건강하지 못한 몸으로 계속 사는 것이 더 고통스러웠다. 운동이 귀찮고 힘들 때도 많았지만, 원하는 몸에 더 가까워지는 길이라고 생각하면 즐겁게 해낼 수 있었다.

미국 의사들이 쓴 다이어트책『내몸 다이어트 설명서』도 제대로 먹는 것이 강해지고, 활력이 넘치며, 더 건강해지는 것으로 느껴져야 한다고 말한다. 우리나라 정신건강의학과 전문의의 책『내 몸이 변하는 49일 식사일기』에서도 다이어트는 무작정 참고 굶는 고통의 시간이 아니라 그동안 외부에 빼앗겼던 심리적 에너지를 자신에게 돌려주는 시간이 되어야 한다고 했다. 실제로 다이어트를 통해 건강해지고 자신의 생각과 행동을 잘 조절하고 있다고 여겨진다면 즐거워진다.

근육량을 알 수 있는 체성분 검사부터

내가 원하는 몸을 가능한 한 빨리 가지려면 나를 둘러싼 환경을 외면하지 말고 있는 그대로 봐야 한다. 그래야 내 출발선이 어디인지 알 수 있고, 변화를 기록할 수 있으며, 목표로 가는 빠른 길을 찾을 수 있다. 내 몸에 있는 근육과 지방의 양 그리고 체력을 직면하기가 어려워도 거기서 출발해야 한다.

안전하고 효율적인 다이어트를 시작하기 위해 현재 내 몸 상태부터 알아보자. 몸의 건강 상태를 알아보는 건 어렵지 않다. 보건소나 보건지소에 가면 간단한 체성분 검사로 체중과 체지방량, 근육량을 알 수 있고, 골다공증 검사와 혈액 검사도 저렴한 비용으로 할 수 있다.

나도 내가 트레이너고 운동을 꾸준히 했다는 것을 아는 사람들 앞에서 체지방량을 밝히기가 쉽지 않다. 몸 상태가 내 생각보다 좋지 않을 때나 기대에 못 미칠 때는 부끄럽고 창피한 마음이 들기도 한다. "제가 어릴 때 비만이었거든요." "요즘 바빠서 운동할 시간이 없었네요." 의사 앞에서 이렇게 변명도 한다. 그래도 이렇게 얻은 내 건강정보는 다음 측정 때 비교 자료로 쓰일 수 있고, 식생활과 운동 계획을 세우는 데 중요한 근거가 된다.

체력을 확인해 보고 싶다면 전국 체력인증센터에 찾아가도 된다. '국민체력 100'을 통해 무료로 체력을 측정하고 결과에 대한 상담도 받을 수 있다.

젊고 건강에 이상이 없다면 어떤 운동을 시작해도 괜찮지만, 고혈압·당뇨·허리나 목의 디스크 또는 골다공증이 있다면 운동과 식이요법 모두 세심하게 설계해야 한다.

체성분 검사란

체성분 검사는 체구성비, 즉 몸의 지방과 지방이 아닌 조직(제지방)의 비율을 알아보는 검사다. 체지방 수준이 너무 높으면 고혈압·당뇨·관상동맥 질환 등 여러 가지 합병증에 걸릴 위험이 커지고 신체 활동을 방해하기 때문에, 체구성비가 적당한지 알아보는 것이 중요하다. 인바디InBody라는 제품명으로 우리에게 익숙한 체성분 검사기는 저울처럼 생긴 기계 위에 올라가 측정하는 생체전기저항법을 이용한다. 기계 위에 올라가기만 하면 내 몸에 근육과 지방이 얼마나 있는지, 심지어 내장지방이 얼마만큼인지도 척척 뽑아낸다. 이 검사는 무해하고 약한 교류전류를 몸에 흘려보내 구한 생체전기저항값으로부터 체수분량을 추정해서 그 값을 체구성 추정에 응용한다. 지방이 아닌 조직은 전기가 흐르기 쉽지만 지방이나 뼈는 수분이 거의 없어서 전기가 잘 흐르지 않는다는 원리에 기초한 것이다.

믿을 만한 결과를 얻으려면 지켜야 할 것들이 있다.

- 검사 전 4시간 금식
- 12시간 이내 운동 금지
- 48시간 동안 금주
- 7일 이내에 이뇨제 섭취 금지
- 검사 30분 전 배뇨

4. 먹는 습관 알아보기

먹는 행위와 감정의 관계

다이어트를 시작할 때 몸의 건강 상태를 알아보는 것만큼 음식을 대하는 내 마음 상태를 알아보는 것도 중요하다. 자신의 마음 상태와 감정을 알고 받아들여야 다이어트의 목표를 제대로 이룰 수 있기 때문이다.

심리학자 수잔 앨버스가 『감정 식사』에서 소개한 잇큐^{Eat.Q}가 흥미롭다. 잇큐란 '순간의 감정에 휘둘리지 않고, 유익한 음식을 선택하도록 도와주는 내면의 힘'이고, '식품과 영양에 관한 지식을 감정과 조화시켜 원래의 목표대로 음식을 선택하도록 도와주는 능력'이다. 다이어트를 내면의 힘과 감정의 문제로 보는 것은 '무엇을, 언제, 어떻게 먹어야 하나'에 초점을 맞춘 관점에 비해 중요성이나 인지도가 떨어진다. 그러나 자신의 감정을 파악하고 알아가는 습관은 다이어트에서 놓치면 안 될 중심축이다. 음식을 선택할 때 우리는 무엇보다 먼저 감정의 영향을 받기 때문이다.

'화가 나! 지금 당장 대충 아무거나 짝짝 씹어야 해!'

'우울해. 머리가 띵해질 정도로 단 걸 먹을래.'

'외롭고 허전해. 배는 안 고프지만, 뭐라도 먹고 싶어.'

'일이 잘 안 풀려서 불안해. 아무것도 먹고 싶지 않아.'

이렇게 먹는다는 행위는 의지보다 감정과 더 밀접한 관계가 있다. 생리학에서는 감정을 조절하는 뇌에서 분비되는 화학물질인 호르몬이 음식 선택에 영향을 미친다고 설명한다. 좋은 기분을 느끼게 하는 신경전달물질인 세로토닌의 수치가 떨어지면 우리 몸은 배고픔을 느낀다. 이때 세로토닌을 즉각 분비시켜 주는 음식을 찾는 경우가 많다. 초콜릿, 사탕같이 단것을 먹으면 인슐린이 분비되는데, 이것이 세로토닌의 원료가 되는 트립토판을 뇌로 운반해 뇌의 세로토닌 생산을 활성화하기 때문에 일시적으로 기분이 좋아진다.

하지만 단 음식은 감정을 달래는 임시방편일 뿐이고 스트레스, 분노, 슬픔이 사라지지는 않는다. 자신을 탄수화물로 끌고 가는 진짜 원인인 감정을 들여다보지 않으면 음식 섭취를 조절하기가 쉽지 않다. 음식으로 도망가려는 심리 상태는 감정적인 식사를 하게 만들고, 이 과정은 무의식적으로 일어난다. 이럴 때는 감정이 내 선택에 영향을 미친다는 사실을 의식하고 감정을 알아차리는 연습을 해야 한다.

나와 감정 사이에 거리 두기

변화심리학의 권위자라는 토니 로빈스가 『네 안에 잠든 거인을 깨워라』에서 감정의 강력한 힘을 강조했다. 그는 감정을 우리를 더 나은 삶으로 이끌어 주는 선물이자 지침으로 여기고 자기 느낌을 잘 알아채는 연습을 해야 한다고 했다. 감정을 회피하고 부인하거나 아예 고통스러운 감정에 빠져 버려 그 감정을 정체성으로 만드는 건 경계해야 한다고도 했다. 맞는 말이다. 순간의 감정을 알아채고 다스리는 연습을 한다면 식욕도 다스릴 수 있다. 스트레스에 짓눌려 버릴 것 같을 땐 한 발짝 물러서서 심호흡을 하고 실제 감정이 뭔지 들여다보는 연습을 하자.

현재 자신을 휘감고 있는 감정을 알아차리면 감정과 나 사이에 공간이 생긴다. 이렇게 감정과 거리를 두면 비로소 '무엇을, 언제, 어떻게 먹어야 하는지'에 대해 생각할 수 있다. 무의식과 충동에 따라 선택하기 전에 잠시 심호흡을 하거나 멈추고 생각해 본다. '반응'하지 않고, '대응'하는 것이다.

'잠깐, 지금 내가 왜 이걸 먹으려고(먹지 않으려고) 하지?'

그리고 해야 할 일과 하고 싶은 일들을 떠올린다.

'지금 운동해야 돼. 얼마나 할까? 운동을 쉴까? 오늘 쉬면 다음에 운동할 수 있는 날은 언제지?'

이런 식으로 '어떤 선택을 내릴 나'와 거리를 두고 '그 선택을 진짜 내가 원하는지, 나에게 도움이 되는지'에 대해 생각해 보자. 분명 내 마음이나 의지와 다른 선택을 내릴 때도 많을 것이다. 그럴 때는 의지가 부족하다고 자신을 탓하기 전에 감정을 돌아보자. 실패도 뭔가 하려고 했기 때문에 가능한 것이다. 다이어트를 통해 원하는 성과를 낸 사람들의 공통점은, 감정이나 상황에 휩싸여 실제 바람과 다른 선택을 내렸다 해도 도미노처럼 다음 선택까지 무너뜨리지는 않으려고 애쓴다는 점이다. 인간이라면 실수는 당연하다고 생각해야 한다. 자신의 선택에 대해 좌절하고, 자책도 할 수 있다. 하지만 과거 선택을 후회하는 감정에 머물러 있지 않고 현재로 돌아와 지금 내려야 하는 결정에서 실수를 반복하지 않으려고 노력하는 것이 중요하다.

식사 일기 쓰기

나는 다이어트를 시작하는 사람들에게 꼭 식사 일기를 쓰라고 한다. 돈을 모으기 위해 가계부를 쓰는 것처럼 자신이 무엇을 얼마나 어떻게 먹는지 알기 위해 식사 일기를 쓰는 것이 필요하다. 사람들이 새로운 운동과 식습관을 '뿅!' 하고 시작하는 것이 다이어트라고 생각하는 경향이 있다. 하지만 현재 자신의 활동 방식과 식습관을 돌아보고 나쁜 습관을 버리는 것이 먼저다. 이를 위해서도 자신과 음식과 관계에 대해 잘 알아야 한다. 다이어트는 나쁜 습관을 버린 뒤 새로운 것, 더 좋은 습관을 채워 나가는 과정이기 때문이다. 많은 시간이 걸리지도 않는다. 1주일만 식사 일기를 써도 자신의 식습관 유형을 발견할 수 있다.

식사 일기 쓰기는 자신의 생각과 감정이 음식을 선택하는 것과 어떤 연관이 있는지를 보여 주는 중요한 작업이다. 자신의 식습관 유형을 파악하지 못한 채 다이어트를 시작하면 자신에게 맞지 않는 비효율적이고 부자연스러운 방식의 식습관을 흉내 내다가 곧 중단할 확률이 높다. 그리고 실패했다는 자괴감, 자책감에 빠지게 된다. 그러니 뭘 먹었든 종이나 블로그에 기록만 하면 되는 식사 일기 쓰기를 꼭 실천하기를 바란다.

식사 일기는 다음의 기본 항목을 꼭 넣어서 자유롭게 쓰면 된다.

뇌는 기억하고 싶은 것만 저장하는 경향이 있다. 식사 뒤 가능한 한 빨리 쓰지 않으면 자신이 실제 먹은 양보다 적게 기록할 수 있다. 음식을 먹을 때 휴대전화로 사진을 찍어 놓고 나중에 식사 일기에 옮겨 적는 것도 좋다.

식사 일기 쓰는 방법

- 날짜, 시간, 장소: 언제 누구와 어디서 먹었는지 기록한다.
- 메뉴: 무엇을 먹었는지 구체적으로 솔직하게 적는다.
- 먹기 전 공복감과 먹은 뒤 포만감: 배고프지 않은 1부터 매우 배고픈 10에 이르는 숫자로 나타낸다.
- 운동 시간, 수분 섭취량, 배변.

(감정을 알아차릴 수 있는 항목도 넣는다.)

- 그날의 전반적인 몸 상태와 기분.
- 음식 섭취 전후의 감정.
- 그날 식사의 아쉬운 점과 좋은 점.

5. '혼자'보다 '같이' 해야 성공한다

운동 친구

30대 중반 싱글로 하루 여덟 시간 이상 컴퓨터 앞에 앉아서 일하고 야근이 잦은 수지 씨는 언제 운동하고 뭘 먹어야 할까?

야근이 잦은 직장인은 출근 전 시간을 활용하면 좋다. 운동은 요일과 시간을 정해 놓고 다니지 않으면 우선순위에서 자꾸 밀린다. 요일과 시간을 정해도 퇴근 뒤 저녁 운동을 한다면 회사 일, 저녁 약속, 교육 등에 밀려서 일주일에 한 번도 할 수 있을까 말까 하는 상태가 되기 십상이다. 따라서 운동을 주말에 두세 시간씩 몰아서 하기보다는 일주일에 두세 번 오전에 하는 것이 좋다.

내 지인은 야근으로 운동을 못 하는 날이 많아 스트레스를 받다가 출근 전으로 운동 시간을 바꾼 뒤부터 삶의 질이 달라졌다며 행복해했다. 잠이 많아 아침에 일찍 일어날 수 있을지 걱정이었지만, 일찍 잠자리에 드니 생각보다 쉽게 일어난다고 했다.

아무리 아침 운동이 좋다고 해도 일찍 눈뜨기가 부담스럽다면 '혼자보다 같이'를 떠올리자.

"내일 아침에 먹을 거 챙겨 놨어?"

"아침에 수영장에서 만나!"

수지 씨가 같이 다이어트를 결심한 친구와 매일 저녁 이런 메시지를 주고받는다면 어떨까? 혼자였다면 귀찮아서 못 할 뻔한 많은 결심을 실천할 수 있을 것이다. 아침은 먹었는지, 운동은 했는지, 하루를 어떻게 보냈는지 묻는 동료가 있으면 다이어트 성공 확률이 매우 높아진다. 그래서 요즘은 운동 코치, 운동 친구를 연결해 주는 다이어트 앱도 많다. '누군가 나를 보고 응원한다'는 사실은 다이어트를 지속하는 데 큰 힘이 된다. 인간관계와 신뢰가 생기기 때문이다. 그룹 운동 시간에 결석하는 사람도 나와 약속한 일대일 PT 시간에 안 나오는 경우는 드물다. PT 예약은 그냥 운동이 아니라 코치와 한 약속으로 여기기 때문이다.

효과 좋은 소그룹 운동

운동을 처음 배우는 사람에게는 지속 가능성과 안전을 생각해 열 명이 넘지 않는 소규모 그룹 운동이나 개인 PT를 권한다. 주변에 운동과 다이어트를 같이 하겠다고 결심한 사람이 몇 명 있다면 그룹 PT 수업을 신청할 수도 있다. 참고로, 이미 자리 잡은 운동 센터보다는 새로 문을 연 운동 센터나 체육관이 원하는 시간대를 맞춰 줄 확률이 높다.

다른 사람의 이목을 신경 쓰지 않고 다이어트 성공률을 높이려면 분명한 목적이 있는 모임을 찾아보는 것도 좋다. 앞서 말한 다이어트 앱을 활용하거나 SNS 검색으로 모임을 찾을 수 있다. 하지만 온라인으로 얻는 정보는 한계가 있기 때문에 한 달 넘게 모임의 동향을 주의 깊게 관찰해 보고 후기를 꼼꼼히 살핀다.

나와 3년 넘게 꾸준히 운동하며 그룹 운동 반장까지 한 효영 씨는 그 전엔 어떤 운동도 6개월 넘게 해 본 적이 없다. 그녀가 운동을 지속할 수 있었던 것은 외모가 아닌 건강에 초점을 맞춘 소규모 그룹 운동 프로그램 덕이다. 트레이너인 나 그리고 일주일에 두세 번 이상 같이 땀 흘리며 운동하는 사람들과 맺은 관계가 내향적인 그녀에게 적당한 거리에서 따뜻한 지지가 된 것이다.

다이어트는 결과보다 과정이다. 긴 호흡으로 운동만은 놓치지 않겠다는 목표를 세워 보자. 이때 압박감을 주지 않는 분위기가 형성된 그룹이 주는 안정감이 생각보다 크다. '그래, 다시 시작하자.' 하고 마음먹을 수 있도록 살짝 등을 기댈 수 있는 벽이 되어 주기 때문이다.

100일간 함께 하는 다이어트

내가 있던 의료협동조합에서는 다이어트를 목표로 모인 조합원들이 100일 동안 협동 다이어트를 하기도 한다. 20대부터 60대까지 다양한 연령의 사람들이 다이어트라는 공통 관심사로 만나 열명 정도씩 채팅방을 만들고는 몸에 좋은 음식 사진을 공유하고 등산이나 마라톤 대회에도 같이 나간다.

특히 100일간 건강 미션을 잘 해내면 동기부여를 위해 참가비를 돌려준다. 건강 미션은, 운동과 식이 규칙을 잘 지키면 건강 도장을 받는 식으로 해 나간다. 건강 도장을 모으는 재미와 격려하고 응원해 주는 동료들은 100일이라는 짧지 않은 기간 동안 다이어트를 지속할 수 있는 힘이 되어 준다.

팀원들 간의 연결은 부담스럽지 않을 만큼 느슨하게 하지만 경험적, 이론적 근거를 바탕으로 제시하는 식이와 운동에 관한 규칙은 꼭 따르게 한다. 여기에 식이 규칙을 정리했는데, 다 지키기는 어려울 테니 자신이 정한 두세 가지 규칙에 따라 50일 동안 노력해 본 뒤 규칙을 바꿔서 다시 50일 동안 도전하는 방식을 권한다.

식이 규칙의 예

- 취침 2시간 전에 야식 먹지 않기.
- 하루에 물 6컵 이상 마시기.
- 식품 영양 표시를 확인하는 습관 들이기.
- 음식을 천천히 20번 이상 씹어 먹기.
- 흰밥 대신 5곡 이내 잡곡밥 먹기.
- 흰 빵 대신 통곡물 빵 선택하기.
- 버섯류, 해조류, 견과류 먹기.
- 제철 재료를 다양하게 조리해 먹기.
- 끼니마다 채소나 해조류를 한 가지 이상 먹기.
- 끼니마다 양질의 단백질을 적정량 섭취하기.
- 과일은 하루에 자기 주먹 크기 이하로 먹기.
- 초콜릿과 과자 대신 견과류 먹기.
- 영양성분표에서 당분량 확인 후 하루 25그램 이내로 먹기.
- 찌개와 국은 건더기만 먹기.

- 김치, 장아찌, 젓갈 적게 먹기.
- 외식과 인스턴트 줄이기.
- 치킨 대신 족발 먹기.
- 중국 음식 대신 한식 선택하기.
- 회식은 삼겹살 대신 보쌈이나 회 먹기.
- 저녁 술자리 전 오후 4~5시에 흰 우유와 견과류 간식 먹기.
- 달걀 프라이 대신 삶은 달걀, 생선 튀김 대신 생선 구이, 볶음 대신 찜 선택하기.
- 남 눈치 보지 말고 내 몸에 좋은 음식 선택하기.

6. 내게 맞는 다이어트 방식 찾기

백인백색 다이어트

다이어트는 성별, 채식이나 육식, 연령대, 질병이나 장애 유무에 따라 그 방식이 아주 다를 수 있다. 책이나 TV에서 말하는 다이어트 방법이 사람에 따라 다른 효과를 낼 수 있고, 유행하는 다이어트를 따라 했다가 오히려 건강을 해칠 수도 있다.

한때 극단적인 고지방 저탄수화물 다이어트가 유행했다. 밥, 빵, 면, 고구마 등 탄수화물이 많은 음식은 먹지 않고 고기, 생선, 채소를 주로 먹는 방법이었다. 대중매체에서 많이 다뤄지고 관련 책과 강연이 쏟아지는 등 엄청난 선풍을 일으키기도 했다. 그런데 2016년 10월 21일에 대한가정의학회가 '고지방 저탄수화물 다이어트 요법, 장기적인 효과와 안정성이 입증되지 않아'라는 제목으로 성명서를 내고 위험성을 경고했다. 이 다이어트를 통해 단기적으로는 살을 뺄 수 있어도 장기적인 효과가 입증되지 않았으며 심혈관 질환의 위험성을 높이기 때문에 위험하고 피로감, 두통, 울렁거림, 입냄새, 변비 또는 설사, 요요현상을 흔히 발생시킨다는 것이었다.

다이어트를 '건강하게 살아가기 위해 무엇을, 언제, 어떻게 누구와 먹을지를 선택하는 일련의 과정으로 이루어진 생활 습관'이라고 한다면 극단적인 고지방 저탄수화물 식이요법은 다이어트라고 할 수 없다. 이런 식이요법은 체지방이 아니라 시간과 돈과 건강을 잃게 만든다. 하지만 대중매체에서는 효능과 부작용이 검증되지 않은 수많은 다이어트 요법과 보조제들이 여전히 그럴싸한 말로 사람들을 현혹하고 있다. 이런 현실 속에서 내게 맞는 다이어트 방법을 어떻게 찾아갈 수 있을까?

내게 맞는 움직임, 운동 찾기

"제가 PT를 받는 피트니스 센터 트레이너가 자꾸 하체 운동 위주로 진행하세요. 백스쿼트 중량만 계속 늘리고요. 다른 운동도 하고 싶다고 말씀드렸는데 무조건 하체부터 잡아야 한다면서 시키니까 PT를 그만둬야 할지 고민이에요."

"그럼 다른 트레이너를 찾아보세요. 다른 운동도 하고 싶다고 분명히 얘기했는데 트레이너가 설명이나 설득 과정 없이 무조건 하체 운동만 시키면 운동 시간이 즐거울 리 없고, 양쪽 다 스트레스만 받을 것 같네요."

"그래요? 이번엔 운동을 꾸준히 하고 싶었는데 이렇게 그만둬도 될지 모르겠어요."

"그만두긴요? 운동은 계속하면서 다른 트레이너를 찾는 거죠. 어떤 분야를 배우든 호흡이 맞는 선생님을 찾아야 해요. 운동처럼 몸을 쓰는 분야는 더욱 그렇죠. 믿고 따를 수 있는 사람과 공간을 찾으려면 지금 다니는 곳을 떠나야겠지만, 그건 그만두고 멈추는 게 아니라 더 나은 길로 발걸음을 옮기는 겁니다. 언젠가는 예전에 떠났던 선생님을 다시 찾아가게 될지도 모르죠."

나는 주변 사람들에게 여러 곳에서 다양한 운동, 움직임을 해 보라고 자주 권한다. 왠지 해 보고 싶은, 매력적으로 보이는 움직임은 한 번쯤 꼭 해 보는 게 좋다고 말이다. 어렸을 때부터 움직임 탐험을 하면 좋지만, 70대 이상인 분들도 새로운 움직임을 하면

뇌와 몸이 신선한 자극을 받아 활기가 흐르기 때문에 언제 시작해도 좋다. 그러니 우선 도전해 보자. 시작은 전문가에게 배우면서 하는 것이 안전하다. 질환이나 장애가 있다면 의사에게 운동 전 주의 사항을 미리 안내받는다. 그리고 직접 몸으로 참여하기 전에 책이나 인터넷으로 운동에 대해 알아보면 실패 확률을 줄일 수 있다. 때로는 자료만 모으고 직접 참여하지는 못할 수 있다. 그래도 괜찮다. 내 경험에 따르면, 하게 될 운동은 언젠가 인연처럼 다시 만나게 된다.

직접 참여한 뒤에는 자기 몸과 새로운 운동, 커뮤니티에 대해 예상치 못한 발견을 할 수도 있다. 이 과정은 분명 즐겁고 신기한 경험이 될 것이다. 나도 열아홉 살에 본격적으로 운동을 시작하고 20여 년이 지난 지금까지 꾸준히 이 탐험을 계속하고 있는데, 새로운 운동을 접하고 처음 가 보는 센터에 발 디디는 경험은 여전히 설레고 긴장된다. 새로운 곳에서 6개월이나 1년 정도 보내 설렘과 긴장이 익숙함으로 다가오면 이 신체적, 감정적 안전지대를 다시 벗어나 다른 종류, 낯선 공간으로 모험을 떠난다. 나에게는 이런 움직임 탐험이 곧 여행이나 마찬가지다. 낯선 여행지에서 만난 사람과 꾸준히 인연을 이어 가기도 하고, 정말 좋았던 곳은 다시 가기도 하듯 말이다. 또 나이가 많이 들면 못 갈 것 같은 여행지부터 가 보듯, 한 살이라도 어릴 때 해 보고 싶은 움직임 종목을 우선순위에 둔다.

'아, 이 운동이 좋아서 더 배우고 싶은데, 같이 하는 사람들은 나랑 안 맞는 것 같아.'

'사람들은 좋은데, 동작들이 나한테는 좀 위험한걸.'

'저 선생님은 믿을 만하니까, 한번 해 보자.'

움직임 탐험에서 이런 발견들이 쌓이면 자신이 어떤 운동을 누구와 얼마나 자주 어느 정도로 하면 좋을지 현명하게 결정할 수 있다. 스포츠와 운동의 종류는 수없이 많고, 종목별로 각양각색의 커뮤니티가 활동하고 있으며 멋진 코치와 트레이너도 많다! 그러니 나와 어울리는 움직임을 찾는 탐험을 지금 바로 시작해 보자.

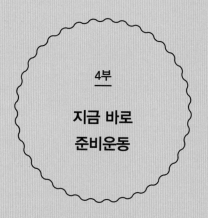

4부

**지금 바로
준비운동**

1. 작고 소박한 운동 목표

거창할 필요 없다

운동 상담을 하러 온 사람들에게 왜 운동을 하려고 하는지 물으면 다양한 답을 듣는다.

"체력을 기르고 싶어서요."

"고지혈증 약이랑 수면제를 먹는데, 약을 끊고 싶어요."

"살을 빼고(또는 찌우고) 싶어요."

"허리(또는 어깨나 무릎)이 아파요."

"등산이랑 자전거 타기만 하는데 근육운동도 필요할 것 같아서요."

"… 엄마가 하래요."

어떤 사람이 운동을 가장 오래 할까? 사실 그건 아무도 모른다. 어쩌면 엄마가 하래서 운동을 시작한 친구가 가장 오래 열심히 할 수도 있다. 예전에는 운동을 시작하는 이유가 분명한 사람일수록 운동을 꾸준히 하고 목적도 이룰 확률이 높을 거라고 생각했지만 실상이 꼭 그렇지는 않다. 태어날 때부터 탁월하게 성실하다거나 뭐든 시작하면 끝을 보는 성격이 아니라도 운동을 시작한 뒤 그것을 지속할 작은 이유를 발견하는 사람들이 오랫동안 꾸준히 운동하고 건강해지는 경우가 더 많다. 조금 시큰둥하게 그냥 한번 해 본다며 시작한 사람들이 누구보다 오래 운동하는 경우도 있다.

당장 내년에 열릴 대회에 나가서 입상해야 한다거나 일정 시간 안에 단증을 따야 하는 경우가 아니고, 건강한 삶 자체가 목적인 사람일수록 운동을 시작하는 이유를 구체적으로 답하기는 어렵다. 분명한 목적 없이 운동을 시작하고 중간에 포기하면 나약하다고 꾸짖는 명언에 짓눌려 기죽지 말자. 이제 막 운동을 시작한 사람은 선수가 아니고 메달도 필요 없다. '그냥' 충분히 시작할 수 있다. 달리기를, 헬스를, 등산을, 요가를, 발레를, 수영을, 복싱을, 주짓수를 그냥 시작할 수 있다. 무엇을 시작했다면 우리 영혼이 우리를 움직였다는 뜻이다. 따라서 그 시작이 체중 몇 킬로그램 감량이라든지 마라톤 완주같이 눈에 보이는 열매를 맺을 수 있을지 없을지는 고민하지 않아도 된다. 모든 시작은 그 자체가 의미 있는 경험이다. 무엇이든 좋으니 그냥 하고 싶은 움직임을 하면 그 움직임만으로도 즐거울 것이다.

'필요'와 '설렘'이 없다면

운동을 시작하고 어느 정도 시간이 지나면 새로움이 서서히 사그라져 식상함을 느끼고 게으른 꾀가 나기 마련이다. 보통 3개월에서 6개월 사이에 왠지 맨날 똑같은 동작만 하는 것 같고, 처음 같은 극적인 변화도 안 나타난다. 이 시기에 운동을 지속할 분명한 이유와 재미를 발견하지 못한다면 작별을 고하게 된다. (체육관에서도 신규 수강생이 3~6개월을 넘기고 꾸준히 운동을 하면 별다른 일이 없는 한 '1년 이상 더 다닐 것'으로 예상하고, 이때쯤 재등록을 하지 않는다면 가까운 시일 안에는 다시 오지 않을 것으로 본다.) 어떤 운동을 계속해야 할지 고민되거나 권태로울 때는 잠시 생각해 보라. 운동을 그만두는 아쉬움과 미련이 얼마나 클지.

나는 집안의 물건을 정리하는 두 가지 기준을 운동에도 적용하는데, 바로 '필요'와 '설렘'이다. 이 두 가지 중 하나라도 해당되지 않는 물건은 과감하게 정리한다. 운동도 마찬가지다. 마음이 동하지도 않는데 괜한 죄책감이나 오기 때문에 억지로 운동하지는 말자. 세상은 넓고 운동은 많다.

2. 체력을 편식하지 말자

핵심 체력이 중요하다

사례 1

"저는 운동을 하면 살이 빠지는 게 싫어서 운동을 못 해요."

"어떤 운동을 하셨어요?"

"엄청 많이 했어요. 뭐, 안 하는 게 없을 정도로….".

"구체적으로 어떤 운동인데요?"

"배드민턴, 등산, 축구, 골프, 테니스….".

사례 2

"저는 20년 넘게 운동을 꾸준히 했어요. 그런데 이렇게 무릎이랑 어깨가 아플 줄은 몰랐네요."

"어떤 운동을 하셨어요?"

"매일 꾸준히 한 시간씩 걷고, 수영하고, 등산하고, 탁구 치고, 춤도 추러 가고…."

실제로 내가 만난 사람들의 이야기다. 30대부터 40대 중반까지는 건강을 자신하며 살다가 50대쯤 되면 갑자기 무릎, 허리, 어깨 관절에 문제가 생기거나 근육량이 부족해지고 혈당 수치와 혈압이 올라간다. 걷기, 등산, 배드민턴, 축구, 테니스, 수영, 탁구, 골프, 댄스 등은 다 훌륭한 운동인데 뭐가 문제였을까? 이 운동들은 근육을 골고루 단련하는 운동이 아니고(유산소 운동), 한쪽만 쓰는 편측 운동(배드민턴, 테니스, 탁구, 골프)이다. 결국 열심히 운동한 사람들이 자기가 좋아하는 운동을 잘하려고 기술적인 면만 향상하려다 보니 기술보다 더 중요한 기초 체력을 놓친 셈이다. 수영을 오래 하면 어깨 관절을 많이 쓴 탓에 문제가 자주 생긴다. 즉 움직임도 영양 섭취처럼 골고루 적당히 해야 하는데, 앞에서 본 사람들은 특정 움직임만 반복하고 특정 체력만 강화했다. 물론 통증이나 당뇨, 고혈압 같은 증상이 나타나도 제대로 관리한다면 다시 좋아질 수 있다. 하지만 만일 일주일에 한두 번이라도 핵심 체력을 유지할 수 있는 훈련을 했다면, 자신이 좋아하는 운동을 훨씬 더 오래 아프지 않고 할 수 있었을 것이다.

크로스핏에서 많이 강조하는 핵심 체력은 근력, 지구력, 스태미나, 유연성, 순발력, 속도, 민첩성, 협응, 평형성, 정확성 등 운동생리학자들이 보편적으로 인정한 열 가지 체력 요소다. 핵심 체력의 구성 요소에 대한 논의는 지금도 활발하다. 예컨대 연령대에 따라 체력 요소의 우선순위가 달라진다는 것부터 유연성만이 아니라 근육과 힘줄이 늘어날 수 있는 좋은 가동성이 또는 정적인 상태의 평형성과 동적인 상태의 안정성이 더 중요할 수 있다는 등 구성 요소 자체에 대한 논의까지 여러 가지다.

철인도 약한 부분이 있다

여러 논의 속에서 대체로 모두가 동의하는 부분은 한두 가지 체력만으로는 일상생활을 건강하게 유지하기 어렵다는 사실이다. 체력은 '사람이 과도한 피로를 수반하지 않고 일상적인 업무와 활동적인 여가를 즐기기 위해 충분한 에너지와 활력이 있는 상태', '한 개인이 특정한 신체적·사회적·심리적 조건에서 주어진 과제를 만족스럽게 수행할 수 있는 능력'이라고 할 수 있다. 그리고 이런 체력은 '운동 수행 관련 체력(최고의 스포츠 수행에 필요한 능력)'과 '건강 관련 체력(신체적으로 활동적인 생활 습관으로부터 얻어지는 건강과 관련된 체력)'으로 구분할 수 있는데, 앞에서 사례로 소개한 분들은 '운동 수행 관련 체력'에 너무 치중해서 움직여 온 것이 탈이 되었다고 할 수 있다.

바쁜 생활 속에서 체력을 골고루 챙겨 가며 운동하기가 쉽지는 않다. 그리고 어떤 스포츠에든 참여하는 삶이 아무것도 하지 않는 비활동적인 삶보다는 당연히 월등하게 건강에 이롭다. 또 신체 활동과 운동이 체력 관리의 전부라고 할 수도 없다. 영양, 수면, 스트레스 관리, 금주와 금연 및 사회적 환경까지 체력에 영향을 미치는 요소는 매우 많다. 그럼에도 우리가 건강을 위해 실천할 수 있는 부분에 초점을 맞춘다면 기억해야 할 것이 있다.

"체력을 편식하지 말자!"

운동선수도 훈련 전후 그리고 시즌과 시즌 사이에는 자기 종목과 대칭점에 있는 운동을 하면서 평소에 지나치게 쓴 부분은 쉬게 하고, 잘 쓰지 않던 부분은 자극해 줘야 한다. 예컨대 달리기 · 수영 · 사이클로 구성된 철인 3종 경기를 즐긴다면, 쉴 새 없이 쓰는 발목과 무릎과 어깨의 관절을 안정시킬 수 있는 보완 운동과 경직된 허벅지와 종아리를 풀어 주는 마사지를 시합과 훈련 전후로 꼭 한다. 철인이라는 단어 때문인지 사람들은 철인 경기 선수들이 가장 건강하다고 생각하는데 꼭 그렇지는 않다. 지구력이 중요한 철인 경기 선수들은 지구력 향상을 위한 훈련에 집중하다가 협응력, 민첩성, 평형성, 유연성 등을 잃기 쉽다. 순발력과 근력이 희생되기도 한다.

몸짱 보디빌더는 건강한가

철인 경기 선수와 비교하면 움직임이 적지만 '몸짱'이라는 찬사를 받는 보디빌더들의 건강은 어떨까? 솔직히 나는 보디빌더의 몸은 예술과 스포츠의 결과지, 건강한 몸을 대표한다고는 생각하지 않는다. 보디빌딩은 지방과 수분을 지나치게 제한하고, 단백질을 적정량 이상 섭취하는 데다 근육을 키우기 위해 고중량 운동을 반복하면서 오히려 건강을 해친다. 연예인이나 선수가 아니라면 그 몸을 유지하기 어렵고 건강에 좋지도 않다. 근력 운동을 주로 하고 근육의 긴장도가 높은 사람은 요가로 이완하는 시간을 가질 필요가 있다. 반면 요가만 하는 사람이라면 달리기, 등산같이 활동적인 레저 스포츠와 대근육군 근력 운동을 주 1회 이상 병행하는 것이 좋다.

내가 아는 요가 선생님 중 한 분은 케틀벨을 이용한 고강도 근기능성 운동을 가르치기도 한다. 요가만 하거나 케틀벨만 하는 사람보다 이분의 몸 관리가 건강과 안전 면에서 더 이상적이라고 본다. 관절과 근육은 개인의 특성에 따라 적당한 수준까지만 움직일 수 있으면 된다. 정상 범위를 넘는 과한 유연성은 오히려 부상을 낳을 수 있다. 아이스하키 선수를 대상으로 한 연구에서 고관절 유연성이 높은 선수가 그렇지 않은 선수보다 오히려 더 많이 다친다는 결과도 있다. 자신의 정신력과 신체적 잠재력을 시험한다는 뜻에서 하는 도전이라면 모를까, 누운 상태에서 정강이가 코에 닿게 하거나 앉은 상태에서 양다리를 일직선으로 벌리는 동작을 억지로 할 필요는 없다. 요가가 나쁘니 하지 말라는 말은 절대 아니다. 다만 좋아하는 걸 오랫동안 잘 할 수 있게 돕는다는 생각으로 체력 편식은 주의하자.

나는 한두 해에 한 번씩 격투기 종목을 3~6개월간 수련한다. 격투기 수련은 팔다리를 쉴 새 없이 민첩하게 움직이고, 손목과 발목에 큰 충격을 반복적으로 주며, 어떤 각도로 몸이 꺾일지 모른다. 그래서 일단 수련을 시작하면 훈련량, 강도, 빈도를 몸 상태와 업무량에 맞게 조절하며 부상을 예방한다. 매일 격투기만 수련하면 기술은 발전하겠지만 수련 전후에 보강 운동을 할 시간이 없을 때는 다치기 쉽기 때문이다. 그리고 격투기 말고도 배워 보고 싶은 운동이 많다는 게 두 번째 이유다. 어쩌면 철새처럼 체육관을 옮겨 다니는 내 모습이 이상해 보일 수 있겠지만, 20년 전부터 격투기만 했다면 몸이 지금까지 버텨 내지 못했을지도 모른다. 나는 60대, 70대 할머니가 돼도 킥과 펀치를 날리고 체육관 바닥에서 격하게 뒹굴기 위해 지금 완급을 조절하고 있다.

체력을 골고루 기르는 법

체력을 골고루 기르려면 새로운 운동과 스포츠를 정기적으로 배우고 잘 챙겨 먹어야 한다. 물론 말은 간단해도 실천하기가 쉽지 않다. 익숙하고 잘하는 것을 벗어나 새로운 운동을 배우는 데는 '용기'가 필요하다. 일상에서 내가 어떻게 살고 있는지 알아차리는 '각성'도 필요하다. 그래야 어떻게 먹는지(식사 일기), 어떤 운동에 집중하는지를 알 수 있으며 빈 부분(운동, 영양, 수면)을 찾아내 보강할 수 있기 때문이다. 예를 들어, 무엇이든 먹을 때 습관처럼 떠올릴 것들이 있다. '단백질, 탄수화물, 지방 비율이 어떻게 되지?' '신선한 음식인가?' '혈당지수가 낮은가?' 콩국수를 먹을 때 '콩국물로 단백질을 섭취하고 혈당지수가 높은 국수는 반만 먹어야지. 채소는 다음 끼니에 샐러드로 보충해야겠다.' 하고 생각하는 식이다.

운동할 때도 생각할 것들이 있다. '요즘 근력 운동에만 너무 집중하는 것 같아. 이번 주말에는 요가 하루 교실에 가 봐야겠다.' '자전거로 출퇴근하고 수영하는 습관이 잡혔으니까 케틀벨로 몸에 자극을 줘 볼까?' '체력 검사하고 6개월이 지났으니까 다시 해야지.' 즉 지금 하는 것을 돌아보고 부족한 면을 보충해 성장하고 변하려는 생각이 있어야 배움을 멈추지 않고, 새로운 것에 도전할 수 있다.

코어 컨디셔닝(코어 근육 강화 운동을 기본으로 하는 선수와 일반인 모두 자신의 기량을 100퍼센트 발휘할 수 있도록 하는 훈련)과 기능성 트레이닝의 주류를 만들어 내며 세계 피트니스 산업에 큰 영향을 준 마크 벌스티겐과 피트 윌리엄스는 『트레이닝 혁명』에서 사고방식, 영양, 움직임, 휴식을 최고의 훈련에 꼭 필요한 것으로 제시했다. 이 네 가지는 체력을 골고루 기르는 데 필요조건이기도 하다. 지나친 것은 덜어 내고 모자란 것은 채워 가려는 사고방식, 움직임에 필요한 영양, 뇌의 연결 회로 기능을 향상하는 움직임, 성장과 변화를 위한 회복이 이루는 유기적 순환은 체력뿐만 아니라 삶의 균형도 잘 유지할 수 있게 도와줄 것이다.

3. 최소 몇 개월은 코치가 필요하다

플랭크 신화

한창 코어 운동 열풍이 불 때 '플랭크'라는 운동이 덩달아 크게 부각되었다. 플랭크를 검색해 보면 좋은 운동이라는 말이 얼마나 많은지, 마치 코어 운동의 정석처럼 설명되었다. 그만큼 많은 트레이너들이 회원들에게 플랭크를 시켰고, 집에서도 쉽게 할 수 있는 운동이라고 전문가들이 추천하면서 입소문을 탔다. 나도 처음에는 플랭크가 정말 안전한 운동인 줄 알았다.

'널빤지, 두꺼운 판자'를 뜻하는 플랭크는 이름 그대로 몸통을 판자처럼 일직선으로 만든 상태에서 버티는 동작이다.

한 자세로 버티거나 가만히 서서 팔로 벽을 미는 동작처럼 근육과 관절의 길이 변화 없이 힘주는 것을 등척성 수축 또는 정적 수축이라고 한다. 그리고 이 동작을 이용한 운동은 등척성 운동이라고 하는데, 깁스를 했거나 움직임이 잘 나오지 않는 사람들의 재활 운동으로 널리 쓰였다.

플랭크도 자기 체중을 팔로 지탱하는 등척성 운동이다. 중력을 몸의 어느 방향으로 받느냐에 따라 사이드 플랭크·리버스 플랭크·엘보 플랭크로 나뉘고, 이 중 가장 많이 알려진 것이 엘보 플랭크다. 짧으면 20초부터 길게는 몇 분 동안 엘보 플랭크 자세로 버티기를 많이 하는데, 이 동작이 어떤 사람들에게는 매우 치명적일 수 있다. 어깨와 팔꿈치가 바닥과 수직이 되게 하고 경추와 척추의 중립을 유지하는 바른 자세를 잡아도, 어깨와 허리의 통증을 심화하고 다칠 수 있다.

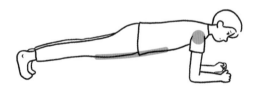

• 엘보 플랭크elbow plank: 양 팔꿈치를 나란히 바닥에 대고 엎드린다. 목과 척추, 골반과 무릎, 발목이 일직선이 되도록 한다.

플랭크 트라우마

예전에 온몸 관절의 만성 통증으로 괴로워하는 중년 여성분이 운동하러 온 적이 있다. 외국에서 오래 살다가 한국에 있는 대학에서 가르치는 일을 하러 오셨다고 했다. 그런데 어깨와 목의 통증 때문에 브래지어를 혼자 입고 벗기도 너무 고통스럽다고 호소했다. 처음 한 달은 통증 때문에 폼롤러 마사지를 비롯해 많은 동작을 다 수정해서 할 수밖에 없었다. 다행히 조금씩 통증이 줄었고, 어느 날엔가는 "드디어 브래지어를 제 손으로 입었어요!" 하고 기뻐했다.

이렇게 몸이 좋아진 덕에 처음엔 못 하던 동작들을 하나씩 할 수 있게 되면서 엘보 플랭크에도 도전했다. 망설이는 이분에게 내가 '할 수 있다'고 격려했는데, 잘못된 판단이었다. 늘 통증을 호소하던 분이라 플랭크를 하면서도 아프다고 했는데, 단순 근육통으로 여긴 나는 몇 십 초를 더 버티게 했다. 그리고 이날 이후 허리 통증이 심해진 이분이 어두운 표정으로 찾아와 당분간 운동을 할 수 없게 되었다고 말했다. 점점 건강해지던 차라, 마음이 많이 아프고 안타까웠다. 해서는 안 될 운동을 권한 나 자신을 탓할 수밖에 없었다. 플랭크에 대해 계속 생각했다. 부상이 발생한 이유를 알아내려고 했다.

이 일이 있고 몇 년이 지난 지금도 플랭크를 할 때마다 끊임없이 신경이 쓰인다. 이제는 플랭크를 가르칠 때 위험성을 강조한다. 특히 요추전만증이 있거나, 몸무게가 많이 나가고 그것을 받칠 만한 근력이 없거나, 동작 중에 허리에 무리가 오는 느낌이 있다면 동작을 그만해야 한다고 말이다. 그리고 플랭크를 하는 사람들을 주의 깊게 관찰하고 살핀다.

코치, 동료와 함께하기

아무리 유명한 동영상 강의도, 아무리 자세히 설명한 책도 바로 곁에서 세심히 지켜보고 고민하는 코치를 대신할 순 없다. 운동은 눈으로 보고 무작정 따라 한다고 해서 잘 되지 않는다. 특히 근력 운동을 제대로 배우지 못한 사람은, 믿을 수 있는 코치를 찾아가 적어도 몇 달 동안은 걸음마를 하듯 지도를 받아야 안전하다. 책이나 동영상으로 전달되는 정보에는 한계가 있다. 『몸 투기: 사람들은 왜 굳이 때리고 맞아가면서 권투를 하는가?』를 쓴 홍성훈은 '책을 모델로 삼을 경우 권투 특유의 리듬감이 사라진다', '동영상을 모델로 삼을 경우 권투 특유의 몸으로 하는 의사소통이 사라진다'고 했다. 자세를 아무리 훌륭하게 설명해도 글로 쓰인 동작에는 시간성이 사라지고, 아무리 자세하게 촬영해도 동작을 하면서 느끼는 감각에는 화면으로 전달할 수 없는 정보가 너무 많다는 것이다.

코치와 동료의 응원과 격려가 혼자서는 절대 못 할 것 같던 동작에 도전할 용기를 내게 한다. 만일 박스 점프를 하다가 미끄러져서 정강이 살이 벗겨진 적이 있다면, 아마 한동안 박스 앞에서 바로 점프하지 못하고 주저하게 될 것이다. 부상은 어김없이 몸에 그 흔적을 남긴다. 그래서 부상을 당한 순간의 몸과 비슷한 동작을 하면 뇌가 "안 돼! 못 해!" 하고 경보를 울리며 몸을 움츠러들게 만든다. 다친 기억이 있는 움직임 자체를 포기하게 하는 것이다. 용기를 내서 눈을 질끈 감고 동작을 시도하다가도 경보가 울리면 순간적으로 엉거주춤 몸을 사리게 된다. 이럴 때 할 수 있다고 용기를 주는 동료와 예전에 다친 높이보다 낮은 박스부터 차근차근 점프하라고 가르쳐 주는 코치가 있다면 바로 다시 점프할 수 있게 될 것이다.

4. 나에게 맞는 운동 센터와 트레이너 찾기

헬스 월 3만 원 광고의 진실

운동 센터는 한 번에 너무 긴 기간을 등록하지 말고, 1~3개월 정도 다녀 본 뒤 재등록 여부를 판단하는 것이 좋다. 처음 방문했다면 1회 수업 참관 후에 등록하고, 3개월 이상 등록할 때는 한 달정도 다녀 본 뒤 결정하면 시행착오를 줄일 수 있다.

그런데 운동 센터에서 한 달을 등록하면 월 12만 원인데 3개월을 등록하면 20만 원이고, 1년을 등록하면 36만 원밖에 안 된다는 설명을 듣는다면? 마음이 흔들릴 수밖에 없다. '에이, 어차피 등록할 텐데 3개월 20만 원으로 결제하자.' 이 경우 12만 원 내고 세 번 갈 것을 20만 원 내고 네 번 가는 불상사가 발생할 수 있음을 기억하자. 큰맘 먹고 운동 센터에 등록했다가 기부 천사가 되어 본 사람이 많을 것이다. 헬스 월 3만 원이라는 광고에 혹해서 찾아가면 1년을 등록해야 월 3만 원이고, 한 달만 등록하면 10만 원이 훌쩍 넘는다는 이야기를 듣게 된다. 이런 전단을 뿌리는 곳은 '최대한 많은 사람이 최대한 많은 기간을 등록하고 최대한 오지 않기를' 바란다. 만일 등록한 사람들이 정말로 다 운동하러 간다면? 운동할 공간은커녕 발 디딜 틈도 없을 것이다.

그래도 등록하고 나서 운동하러 성실히 가는 사람에게는 PT를 권한다. PT도 1회는 7만 원, 10회는 60만 원, 20회는 100만 원으로 횟수가 늘면 단가가 낮아진다. 이때는 또 어떻게 해야 할까? 너무 많은 횟수를 등록하지 말고 10회 정도 해 본 뒤 결정하는 것을 추천한다. 할인 행사를 자주 하는 곳이라면 팔로우를 하고 있다가 행사 기간에 수강권을 구매하는 것도 한 방법이다. 인터넷 검색 한 번만으로 몇 만 원을 아낄 수 있다.

PT를 권하는 것 자체가 잘못은 아니다. 나도 운동을 처음 배우는 사람에게는 몇 회라도 PT를 받은 뒤에 혼자 운동하라고 권한다. 그렇게 하는 편이 잘못된 자세로 운동을 하다 다쳐서 몸 고생, 마음고생을 하는 것보다 비용과 시간과 안전 면에서 훨씬 낫다. 문제는, 센터와 트레이너가 수익을 많이 내기 위해 지나치게 PT를

'당기는 것'이다. 내가 2009년 무렵 PT 트레이너로 일한 서울 강남의 피트니스 센터는 기본급 80만 원에 PT 수업에 따라 인센티브가 있었다. PT 영업을 잘하지 못한 나는 하루에 열두 시간씩 일하고 기본급 정도만 받을 때가 많았다. 그곳 실장은 "오늘 PT 100만 원 못 당긴 트레이너들은 퇴근하지 마!" 하고 으름장을 자주 놓았다. 그리고 PT를 등록할 것 같은 회원을 '사이즈가 나오는 회원'이라고 부르면서, 비싼 운동화와 시계 착용 여부와 체중을 비롯한 겉모습으로 '사이즈'를 판단하는 법을 알려 줬다. 트레이너들은 매출 압박을 받으며 죽어라 영업해야 했고, PT 금액을 센터와 나누기 때문에 영업을 잘해도 많은 돈을 받지는 못하며 이중고에 시달렸다. 게다가 이런 상황은 10년이 지난 지금도 달라지지 않았다.

트레이너 찾기

친목을 목적으로 대관료 정도를 내는 게 아니라 트레이너에게 수업료를 지불하고 배우는 소모임이라면 트레이너가 어떤 사람인지 꼭 알아보고 시작하길 바란다. 자신이 운동을 즐기고 잘하는 것과 남을 지도하는 것은 아주 다른 문제다. 남의 몸을 단련하는 사람은 끊임없이 공부해야 하고, 자신의 수련도 게을리 하면 안 된다. 얼마 전 건강운동관리사협회 워크숍에서 피트니스 체인 여러 곳을 운영하는 분이 트레이너는 '눈'을 가져야 한다고 인상적인 이야기를 들려주었다. 그 눈은 '기술적인 눈high tech'과 '소통의 눈high touch'이다. 트레이너가 운동과 건강에 관해 기술적인 부분을 잘 알아야 하고, 상대방의 말을 경청하고 이해하려고 하는 자세를 가져야 한다는 뜻이다.

수강생으로서 트레이너 보는 눈을 가지려면 어떻게 해야 할까? 운동에 대해 잘 모르는 사람들은 트레이너를 평가하는 기준도 없어서, 어떤 트레이너가 괜찮은 사람인지 또는 제대로 가르치는 사람인지 알 수가 없다. 운동을 처음 하는 사람은 주변의 추천과 SNS에 올라와 있는 후기, 운동 앱을 잘 살펴보고 등록하면 시행착오를 줄일 수 있다.

내가 다른 센터에서 운동하는 것을 고민하는 사람들에게 들려주는 조언은, 공신력 있는 자격증과 체육·건강 관련 학위 보유 여부로 자격을 확인하고 지도 경력을 알아보라는 것이다. 다양성에 열린 자세와 사람의 몸을 대하는 관점도 중요하다. 아무리 경력이 화려하고 자격증이 많아도 몸과 움직임의 다양성을 존중하지 않고 획일적인 기준만 강요한다면 좋은 트레이너가 아니라고 생각한다. 특히 남자는 그리고 여자는 각각 어떤 몸이어야 한다는 식으로 주장하는 사람은 열린 마음으로 개개인의 특성에 맞게 융통성 있는 지도를 못 할 가능성이 높다. 성별에 대한 이해도 중요하지만 어떤 정체성으로 어떤 삶의 방식을 중요하게 생각하는 사람인지도 항상 같이 생각해야 그 사람에게 알맞은 운동 프로그램이 나올 수 있기 때문이다.

5. 부상도 알고 배워야 한다

통증을 달래며 살아가기

운동을 하면 크고 작은 부상이 있기 마련이다. 그래서 좋아하는 운동을 오랫동안 하려면 부상을 예방하고 관리하는 법을 반드시 배워야 한다. 내 경우에 부상이라고 말하기도 민망할 만큼 자잘한 상처, 벗겨졌다 생기길 반복하는 굳은살, 운동 뒤 한두 개씩 늘어난 멍과 생채기는 일상이다. 그리고 지금도 선명히 기억나는 큰 부상은 공중 발차기 후 왼쪽 발목이 안으로 꺾인 채 착지해 발목뼈와 인대를 다친 것, 스트레칭을 하다 오른쪽 허벅지 뒤쪽 근육이 파열된 것, 권투 스파링을 하다 복부를 강타당해 내부손상을 입은 것, 철봉에 눈과 코 주변을 심하게 부딪쳐 영화 〈아바타〉의 주인공처럼 크고 퍼런 콧대로 한동안 살던 것, 한 손으로 옆돌기를 연습하다 왼쪽 이두근이 부분 파열된 것 등이다.

부상으로 생긴 통증은 지금까지 계속 나를 괴롭히지만 통증을 달래 가며 사는 데 많이 익숙해졌다. 한번 다친 부위는 조심하지 않으면 한두 해에 한 번씩 반복적으로 다치는데, 통증이 없어지기까지 짧아도 3개월에서 6개월까지 걸린다는 것도 알고 있다. 살짝 다친 발목, 손목, 어깨도 한두 달 안에 낫는 경우는 드물다. '곧 낫겠지.' 생각하고 삔 발목이나 손목을 평소처럼 썼다간 증상이 점점 더 심해지기 때문에 2, 3일에서 일주일 정도는 보호대를 착용하고 다친 부위를 움직이지 않으려고 한다. 한 달 푹 쉬면 괜찮아질 일을 괜히 조급한 마음에 억지로 참고 운동하다가 1년 동안 고생할 수 있다는 걸 경험을 통해 알게 되었다.

우리는 모두 부상에 대한 두려움이 있다. 다치는 것이 두려워 운동을 아예 시작하려고도 하지 않고, 시작해서도 근육통이 조금만 생겨도 바로 그만두려고 하는 사람들을 볼 때면 안타깝다. 두려움은 무지에서 비롯한다. 두려움을 줄이려면 부상에 대해 알고 배워야 한다.

운동 종류에 따라 달라지는 준비운동

운동 전후 준비운동과 정리운동을 하는 것은 부상을 예방하는 가장 좋은 방법이다. 준비운동이 영어로 '웜업warm up'인데 말 그대로 몸을 따뜻하게 덥히는 움직임이라고 생각하면 된다. 준비운동이라도 갑자기 팔다리를 쭉쭉 늘이거나 허리, 발목, 어깨를 휙휙 돌리면 근육과 관절이 깜짝 놀랄 수 있다. 발목, 허리는 동서남북으로 먼저 지그시 움직인 뒤에 천천히 회전시키고, 팔과 다리는 중간 관절인 팔꿈치와 무릎을 빠르지 않은 속도로 구부리고 펴고 조금씩 크게 회전시키는 것이 좋다.

준비운동의 종류는 어떤 운동을 하느냐에 따라 달라진다. 달리기처럼 활발하게 몸을 움직여야 하는 운동이라면, 관절과 근육을 쭉 늘린 상태로 가만히 버티는 정적인 스트레칭보다는 제자리에서 사뿐사뿐 달리기로 시작해 조금씩 속도를 올려 가며 가벼운 달리기를 하면서 어깨와 목을 푸는 동적인 움직임이 준비운동으로 더 좋다. 그리고 운동을 하고 나면 정리운동 '쿨다운cool down'을 한다. 긴장했던 몸을 다독이며 이완시키고, 팔다리에 몰려 있던 혈액을 천천히 몸통과 장기로 돌려보내는 과정이다. 많이 움직이고 힘을 주었던 부분들을 공이나 폼롤러로 문질러 주면 좋다.

넓은 의미에서 준비운동은 더 많은 과정을 포함하기도 한다. 예를 들면, '생애 첫 마라톤 대회 참가를 위한 준비 모임'이 그런 것이다. 2017년 5월 한강 주변에서 열린 마라톤 대회에 마라톤 경험이 없는 지역 주민들과 단체로 출전했다. 참가하는 데 의의를 두자며 대부분 5킬로미터 코스를 신청하고, 대회 전 달리기 연습을 따로 하지는 않았다. 화창한 날씨, 사람들의 웃음과 활기, 들뜨고 신난 마음 때문이었는지 무리하지 말고 빠르게 걷는 정도로 갔다 오자는 처음 약속은 모두 기분 좋게 잊어버리고 출발신호가 떨어지자마자 신나게 달리기 시작했다. 코스 시작점에서 응원 깃발을 힘차게 흔들던 나는 속으로 외쳤다. '어떡하지!' 아니나 다를까 얼마 뒤 몇몇이 절뚝이며 돌아오는 모습이 보였다. 5킬로미터라는 짧은 거리를 달렸지만, 연습 한번 하지 않고 갑자기 뛴 게 무리가 돼 부상자가 속출했다. 무릎 통증, 족저근막염, 발목 염좌로 한동안 운동을 못 한 분들도 있다.

이 경험을 반면교사 삼아 그다음 해부터는 적어도 두어 달 전부터 일주일에 한 번씩 달리기 모임을 하고, 달리는 법을 배우는 시간을 두었다. 달리기 모임에 참가한 분들이 페이스메이커가 되어주면서 2018년 마라톤 대회에서는 참가자 모두 부상 없이 안전하게 완주할 수 있었다.

6. 내가 원하는 몸

항상 변하는 몸

운동처방을 하려면 몸에 대한 지식과 더불어 풍부한 경험이 꼭 필요하다. 약이 서너 종류밖에 없는 약국을 상상해 보자. 어떤 손님이든 이 약국에서 받아 갈 수 있는 약은 그 서너 개 중 하나일 것이다. 이와 마찬가지로 운동 경험이 적은 운동처방사가 제안할 수 있는 운동(움직임)은 한정적이고, 그것이 대상자에게 맞지 않을 확률도 높다. 따라서 최선의 운동법을 제시하려면 끊임없이 공부하고 경험하고 배워야 한다. 몸과 움직임 공부는 부지런히 자기 몸을 움직이며 익혀야 하고, 오랜 시간이 걸린다. 이것은 마치 요리사가 더 맛있는 음식을 만들기 위해 다양한 음식을 먹어 보고, 메뉴를 개발할 시간이 필요한 것과 같다. 나도 쉬지 않고 새로운 운동을 배우고, 예전의 몸 경험을 재해석한다. 이 과정에서 내 몸은 실제로 변형되고, 무게중심이 재배치된다. (이런 변화를 겪는 과정이 쉽지는 않다. 몸은 변화를 싫어하며 변하지 않으려 하는 속성이 있기 때문에 처음 얼마간은 극심한 피로감, 컨디션 저하를 감수해야 한다.)

내 경우에는 어떤 운동에 꽂힐 때 몸이 빠르게 변한다. 그 운동에 꽂혀서 그걸 잘할 수 있는 몸을 만들려고 식습관을 바꾸고, 운동할 수 있는 시간을 어떻게든 빼 보려고 할 때 몸이 빠르게 변하는 것이다. 한창 크로스핏을 배울 때는 크로스피터crossfitter의 몸을 갖고 싶었다. 크로스핏 선수 크리스탄 클레버의 방패 같은 몸을 특히 동경했다. 2013년부터 2016년까지 크로스핏을 하면서 실제로 내 몸은 방패 같은 몸에 가깝게 서서히 변했다. 체중을 줄일 생각은 없었기 때문에 운동량이 늘어나는 만큼 식사량을 늘렸고, 운동 직후에는 근육을 빨리 회복시키기 위해 채식주의자용 식물성 단백질 보충제를 먹었다. 직장 근처 박스(크로스핏 체육관)에서 하루 한 시간 정도씩 주 4회 크로스핏을 했다. 박스에서 보낸 시간은 이렇게 일주일에 네 시간 정도였으나 머릿속으로 동작을 시뮬레이션하고, SNS로 크로스피터들의 일상을 엿보고, 같이 운동하는 사람들과 크로스핏에 대한 수다를 떨면서 밥을 먹고 커피를 마시고, 자기 전에 스마트폰으로 크로스핏 영상을 보는 시간까지 합치면 거의 하루 내내 크로스핏에 몰두한 상태였다. 옷, 가방, 무릎·손목 보호대를 비롯한 각종 운동 소품에도 'CrossFit'이 새겨져 있었다.

삶이 이런데도 내 몸이 크로스피터처럼 변하지 않았다면 이상한 일일 것이다. 조금 우스꽝스럽게 말하자면 마치 닌자 거북처럼 상·하체 근육이 두꺼워지고 힘이 세졌다. 순간적으로 무거운 무게를 들어 올리고 던지는 몸의 출력(순발력)이 전에 비해 몰라보게 좋아졌다. 근육량이 늘어난 만큼 체중도 늘어 몸이 무거워진 느낌이 들었으나 체지방이 늘어 더부룩한 것과 다른 느낌이었다. 합기도를 하다 권투를 배우기 시작했을 때도 몸은 모양을 서서히 바꿨다. 권투는 손을 많이 쓰지만 상대와 벌어진 간격을 민첩하게 조절하며 공격 포인트를 잡기 위한 풋워크, 즉 발놀림도 중요하다. 그래서 권투를 처음 시작한 사람부터 프로 선수까지 체육관에 들어서면 줄넘기부터 한다. 줄넘기는 체온을 높이며 몸을 푸는 간단한 준비운동인 동시에 권투의 기본 움직임인 제자리 뛰기를 연습할 수 있는 운동이다. 줄넘기는 운동을 시작할 때 기본 3, 4라운드를 한다. 권투의 1라운드는 3분. 창문을 열어 놓으면 체육관 건물 밖에까지 "땡!"하고 울려 퍼지는 종소리는 '3분

1라운드'가 끝났다고 알리는 소리다. 권투를 처음 하는 사람들은 첫날 줄넘기 3라운드와 양손 올리고 제자리 뛰기 2, 3라운드를 하고 난 뒤 다음 날 종아리가 땡땡 부은 것처럼 근육통이 와서 힘들어한다. 이 시기를 잘 버티면 1라운드가 끝날 때마다 30초씩 쉬는 권투의 리듬에 맞춰 줄넘기, 섀도 복싱, 미트·샌드백 치기와 근력 운동을 큰 무리 없이 60~90분 정도 할 수 있게 된다. 줄넘기, 섀도복싱, 미트·샌드백 치기가 민첩한 움직임을 반복하는 유산소 운동이다 보니 불필요한 근육과 체지방이 줄어든다. 나는 이런 변화가 1년도 안 되어 꽤 빠르게 나타났다. 권투를 시작하고 몇 달쯤 지났을 때 샤워를 하다 등줄기에 샴푸가 흐르는 느낌이 평소와 다른 것 같아 거울을 보니, 거품이 목덜미 아래로 척추를 따라 내려가고 있었다. 매일 쉬지 않고 합기도를 했을 때와는 다른 라인이 등에 생긴 것이다.

나는 어떤 몸을 원하나

우리는 눈으로 보는 것을 욕망한다. 인공지능까지 활용한 광고 마케팅은 교묘하게도 내가 방문한 사이트, 내가 보는 뉴스 귀퉁이에 최근 검색한 물건을 파는 광고를 심어 놓는다. 특정 브랜드를 자주 보면 왠지 친숙한 느낌이 들고 그 브랜드에 호감을 갖게 된다. 몸도 마찬가지다. 아이들이 아이돌의 몸을 부러워하고, 그 몸처럼 되려고 굶는 것은 아이돌이 아닌 사람들의 몸은 아이돌의 몸만큼 눈앞에 보이지 않기 때문이기도 하다. 다들 알다시피 TV에 나오는 연예인들의 몸, 마른 몸, 근육이 울퉁불퉁 튀어나온 몸만 좋은 몸은 아니다. 종일 공부해야 하고, 일해야 하고, 누군가를 돌봐야 하는 사람이 그런 몸을 얼마나 유지할 수 있을까? 그렇게 해야 할까? 또 그것이 일상을 살아가는 데 힘을 주는 건강한 몸일까? 하나씩 곰곰이 생각해 보면 '누구누구 같은 몸'을 동경하기보다는 '일을 하면서도 아프지 않을 수 있는 몸' '내가 원하는 동작을 할 수 있는 몸'으로 세세하게 상상하고 그런 인물을 실제로 볼 수 있는 환경을 자주 만드는 것이 진짜 내 몸을 바꾸는 지름길이다.

예를 들어, 5킬로미터를 중간에 걷지 않고 천천히 계속 달릴 수 있는 몸이 되고 싶다고 생각하는 것은 한 번에 마라토너 아무개의 몸이 되고 싶다고 생각하는 것보다 구체적이다. 내가 동경하는 몸이 저 계단 끝에 있다면 지금 내 앞의 계단을 하나씩 올라가야 할 터, 바로 앞에 있는 계단이 안개에 가려진 듯 보이지 않는다면 한 발 내딛기도 어렵다. 그러니 바로 앞의 한 계단, 징검다리 돌 하나를 놓아 주는 (상대적으로) 작은 목표들 여러 개가 필요하다. 5킬로미터를 쉬지 않고 달리려면 1킬로미터를 쉬지 않고 달리는 연습부터 해야 하는 것처럼 말이다. 그리고 이런 과정을 혼자 하기보다는 목표가 비슷한 사람들과 함께 하면 더 빠르고 즐겁게 목표에 닿을 수 있다. 이런 모임에서는 '아, 저렇게 달릴 수도 있어.' '저 사람은 슬럼프를 저렇게 극복했구나.' '운동화는 이렇게 고르는 게 좋네.' 하고 작은 깨달음을 주는 정보를 많이 얻고 롤모델도 만날 수 있다.

내 목표를 이루는 데 큰 도움을 받을 수 있기 때문에, 움직임이나 몸에 관해 영감을 주는 롤모델을 만나는 건 행운이다.

'저 언니, 줄넘기를 정말 잘해. 저 친구는 미트 치기를 멋지게 하더라고! 어떻게 연습했는지 물어봐야겠어.'

'저분은 아이 둘을 키우면서도 달리기 모임에 꾸준히 나오시네. 시간 관리 비법이 뭘까?'

'비만에 고혈압으로 고생하셨다는데 지금 저렇게 건강하셔. 처음에 운동을 어디서 시작하셨지?'

이렇듯 롤모델은 내가 운동하는 공간이나 내 주변에서 얼마든지 찾을 수 있다. 방법을 알고 싶다면 직접 물어 보자. 정중하다면 대부분 잘 대답해 줄 것이다. 더 궁금한 점을 묻거나 어려움이 생길 때 도움을 청할 관계를 만들어 놓자.

작고 여린 듯한 여성이 그녀보다 덩치가 두 배쯤 큰 남성을 제압할 때, 이웃 아줌마가 빠르게 주먹을 날리며 미트를 칠 때, 평범해 보이던 친구가 수영장에서 멋지게 접영을 할 때 그 모습을 직접 보면 '나도 해 보고 싶다!' '나도 할 수 있다!' 생각하게 된다. 그리고 그들로부터 도움을 받을 수 있고, 나중에는 내가 또 누군가에게 도움을 줄 수도 있다. 그래서 운동뿐만 아니라 삶의 모든 영역에서 우리에게는 더 많은 '언니(형, 누나, 오빠)들의 이야기'가 필요하다. 세상에 연예인과 운동선수만 있지는 않다. 충분히 내가 될 수 있는 멋진 몸이 많다는 것을 보고 알아야 한다.

내가 나로서 가장 아름다운 순간의 몸

고(故) 다이애나 왕세자비가 살아 있을 때 폭식증 치료를 맡겨서 유명해진 정신분석가 수지 오바크가 자신의 책 『몸에 갇힌 사람들』 한국어판 첫머리에서 이런 말을 했다.

"내가 사는 영국과 여러분이 사는 한국에서는 전염병이 자라고 있습니다. 사람들이, 특히 소녀들과 여성들이, 자신의 몸에 뭔가 문제가 있다고 생각하는 병입니다."

자기 몸에 어떤 문제가 있다고 생각하는 병, 이 병에서 자유로운 사람이 정말 몇이나 될까? 이 글을 쓰고 있는 나도 이 병에서 자유롭지 못할 때가 있다. 남의 시선으로 나를 볼 때 그렇다. "운동한다는데도 살이 많아 보이는데?" "여자야, 남자야?" "눈이 참작다." "광대가 왜 저렇게 튀어나왔지?" "피부에 잡티가 많네. 주름도!" "뱃살이랑 팔뚝 살이 출렁거리네."

어떤 이는 나한테 대놓고 물어보기도 한다. "여잔데 왜 머리를 그렇게 짧게 잘라요?" "걸음걸이가 너무 씩씩하시다!" "화장은 안 해요?" 사회에서 요구하는 30대 여성상에 들어맞지 않는 내 모습을 질문 형식으로 비난하는 것이다. 하지만 이런 말에 '아, 내가 뭘 잘못하고 있나?' 하고 주눅 들면 안 된다. 애초에 세상이 요구하는 '여성다움' 또는 '남성다움'에 한 개인이 온전히 끼워 맞춰질 수도 없고, 사회의 규율과 성 역할을 억지로 수행하려는 노력은 우리 모두를 건강하지 못하게 만들 뿐이다.

노스웨스턴대학교 심리학과 교수 러네이 엥겔른의 책 『거울 앞에서 너무 많은 시간을 보냈다』에 나오는 뉴욕대학교 서점의 유아복 이야기는 여성의 외모 강박을 부추기는 사회가 남성에게 거는 기대를 보여 주는 단적인 예다. 여아용 보라색 옷에는 "나는 내 허벅지가 싫어요.I hate my thighs."라고 쓰여 있고, 그 옆 남아용 파란색 옷에는 "내가 최고예요.I'm super."라고 쓰여 있었다고 한다.*
신체 혐오 표현이 새겨진 여자아이 옷이 생산되고 유통된다는 사실은 세상이 여자들에게 자기 몸을 혐오하도록 어릴 때부터 훈련

시키는 것과 같다.

이런 세상에서 자기 고유의 아름다움을 찾아가는 과정은 힘들고 외롭다. 남들과 다르다고 손가락질을 받을 수도 있다. 하지만 그런 사람들을 신경 쓸 필요 없다. 그러니 내가 어떤 모습일 때 건강한 기분이 들고 활기가 넘치며 생기발랄한지를 알고, 그런 순간에 더 오래 더 자주 머물자. 그때가 바로 내가 나로서 가장 아름다운 순간일 것이다.

* https://images.app.goo.gl/wxdmMfesKsVzKgDo8

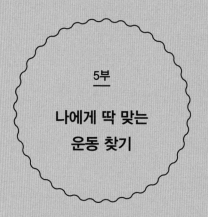

5부
—

**나에게 딱 맞는
운동 찾기**

1. "청소도 운동이 되나요?"

움직임은 운동이 아니다

"땀을 뻘뻘 흘리면서 한 시간 넘게 청소했는데, 이건 운동이 아닌가요?"

이 질문에 답을 하자면, 운동일 수도 있고 아닐 수도 있다. 청소는 운동이 아니라 노동이다. 잘 지워지지 않는 얼룩을 닦기 위해 찬장 아래 타일을 빡빡 문지르고, 청소기를 돌리고, 쓰레기를 버리고 난 뒤에 상쾌함은 느끼지만 몸이 건강한 느낌으로 뻐근하지는 않다. 움직임이 워낙 부족한 현대인은 건강을 위해 더 많이 더 자주 움직이는 것이 좋고, 땀을 뻘뻘 흘리며 청소하는 것이 전혀 움직이지 않는 것보다는 낫다. 하지만 이런 움직임이 건강을 위해 계획된 운동만큼 신체적 효과가 있지는 않다. '나는 직업상 계속 움직여야 하니까 운동 안 해도 돼.' 이렇게 생각하는 사람일수록 반복적으로 쓰는 근육과 관절에 문제가 생길 위험이 높다. 이를 예방하기 위해 보완 운동을 해야 직업수명과 건강수명을 연장할 수 있다. 한마디로, 움직이는 것은 운동이 아니고 '건강을 위해 잘 움직이는 것'은 운동이다.

신체 활동과 운동과 스포츠가 어떻게 다른지 구체적으로 살펴보자.

신체 활동

근육과 뼈의 수축을 통해 에너지를 소비하는 신체의 모든 움직임을 의미한다. 목적에 따라 이동형, 직업형, 가사형, 여가형 신체 활동으로도 나눌 수 있다. 이동형 신체 활동에는 걷기와 자전거 타기가 있고, 직업형 신체 활동은 우체부와 택배 기사의 배달 관련 활동이 있으며, 가사형 신체 활동에는 청소와 설거지, 여가형 신체 활동에는 스포츠와 운동이 있다.

운동

신체 활동의 개념 가운데 하나로, 체력을 유지하거나 향상하기 위한 계획적이고 구조적이며 반복적인 신체 활동이다. 만일 청소할 때 '걸레질을 하는 김에 어깨 운동을 해야지.' 생각하며 오른팔과 왼팔을 번갈아 걸레질을 하고, 물건을 들어 옮길 때 역도를 하듯 들어서 옮긴다면 청소가 운동이 될 수도 있다. 그래서 아이와 놀기·반려동물 산책시키기·화단 가꾸기·청소 같은 집안일은 신체 활동이고, 장소와 상관없이 정기적으로 건강을 위해 유산소 활동과 중량 들어 올리기를 한다면 당연히 운동이다.

반면 종일 서 있어서 다리가 아픈데도 물건을 파느라 다음 날에도 계속 같은 자세로 서서 움직인다면 분명한 노동이다. 건강을 위한 계획 없이 반복하는 신체 활동이기 때문이다. 오래 서 있는 일을 하는 사람은 하지정맥류, 부종, 목과 허리의 통증이 생길 위험이 있다. 서거나 앉는 자세의 문제라기보다는 한 자세로 오래 있는 것이 문제다. 건강을 위해서는, 50분 서 있다가 10분은 앉는 게 좋고 네 시간 넘게 계속 서 있는 것은 좋지 않다.

서 있을 때도 목·허리·다리가 곧게 이어지도록 하고, 무게가 분산될 수 있도록 한쪽 다리씩 번갈아 가며 발 받침대에 올리면 좋다. 퇴행성 관절염, 척추관 협착증, 저혈압 환자는 장시간 서 있을 때 특히 주의해야 한다.

스포츠

신체 활동에 규칙과 경쟁이 더해진 개념으로, 많은 사람들이 참여하는 생활 스포츠는 참여자가 느끼는 재미와 흥미가 중요한 요소다. 승패가 있는 스포츠 세계에서 활약하는 선수들은 시합에서 최고의 기량을 펼치기 위해 자기 종목에 맞는 훈련을 한다. 따라서 일반인들이 건강을 위해 하는 훈련과는 목표와 방식이 다르다. 예컨대 단거리 육상 선수는 근육의 순발력을, 장거리 육상 선수는 지구력을 강화하는 식이다.

2. 홈트레이닝과 그룹 운동

홈트레이닝을 한다면

집에서 혼자 동영상을 보고 운동하는 홈트레이닝(이하 홈트)은 운동을 배워 본 적이 없는 사람이 하기에 위험할 수 있다. 자기 몸상태에 맞게 운동을 선택해야 하는데, 배경 지식이나 경험이 없으니 모든 동작을 매일 열심히 하다가 몸에 무리를 줄 수 있다. 예전에 어머니가 TV에 나오는 요가 동작을 따라 하다 왼쪽 고관절을 다치셨다. 처음 몇 동작을 따라 할 때는 시원하고 괜찮았는데 어느 한 동작에서 고관절을 무리하게 비틀다 삐긋한 것이다. 이 일로 한동안 고생하시더니 이제는 운동 영상을 따라 하기 전에 나한테 링크를 보내 해도 되는 동작인지 확인하신다. 운동을 잘 모르는 사람에게는 이렇게 검사받을 수 있는 장치가 필요하다. 그래서 가능하면 전문 트레이너가 있는 센터에서 운동 배우기를 권한다. PT보다 저렴하고 종류가 다양한 그룹 운동을 하면서 자기 몸을 새롭게 발견해 보면 좋겠다.

그룹 운동을 권하는 이유

사례 1

A : "어깨 아픈 게 오래가네요."

B : "그거 오래가요. 저도 거의 1년 반 고생했어요."

사례 2

C : "테니스 엘보라고 하는데, 어떤 각도에서 팍 아파요. 어쩔 땐 또 아무렇지도 않고."

D : "아픈 팔은 아껴 쓰세요. 일을 좀 줄여야 할 텐데…."

"아프다고 아예 운동까지 쉬면 다른 데까지 아프니까, 아픈 부분만 빼고 운동하세요."

사례 3

E: "근처에 괜찮은 항문외과 아세요?"

F: "길 건너에 있는 병원 오 선생님 추천해요. 수술을 무조건 권하지 않고 담백하게 설명을 잘하시거든요."

사례 4

G: "어지럼증이 심해서 너무 괴로워요."

H: "저도 어지럼증으로 여기저기 검사받으러 다녔는데, 이비인후과에서 제일 속시원한 설명을 들었어요."

오전 운동 폼롤러 마사지 시간. 수강생들이 이런저런 이야기를 나눈다. 중년 여성들이 많이 오는 시간대이다 보니 그들의 몸과 건강에 관한 정보들이 자연스레 오간다. 적으면 네 명, 많으면 열 명이 매주 한두 번씩 만나 운동을 하며 종종 식사를 하고 취미도 공유한다. 운동하러 자주 나오던 분이 안 보이면 궁금해하기도 하고, 어디가 아프다는 사람이 있으면 다들 걱정하며 도움이 될 만한 정보를 알려 주려고 한다.

운동 수업에서는 혼자 아픈 게 아니라 비슷한 증상으로 힘들었던 사람들에게 위로와 좋은 정보를 얻는다. 그리고 트레이너를 비롯해 믿을 수 있는 건강 전문가들과의 연결이 시너지 효과를 내며 현재 통증을 견딜 힘을 준다. 운동 시간이 정보 교류, 옹호, 상호 지지가 펼쳐지는 자조 모임의 성격을 갖는 것이다. 일대일 운동이 자세 교정과 약한 근육 강화 등 신체적 효과를 빠르게 얻는 데 도움이 된다면, 자신에게 맞는 그룹 운동은 신체적 건강뿐만 아니라 심리적·정신적·사회적 건강을 증진시키는 데 도움이 된다. 운동과 뇌의 관계를 분석한 책 『운동화 신은 뇌』에서도 운동이야말로 자신과 자신의 뇌에 대한 가장 큰 도전이며 운동을 매개로 타인과 인간관계를 맺으면 더욱 좋다고 했다.

나이가 들수록 그룹 운동 참여의 중요성이 커진다. 미국 러시 알츠하이머병 센터Rush Alzheimer's Disease Center에서 발표한 내용에 따르면, 외로움을 느끼는 사람은 알츠하이머병에 걸릴 확률이 보통 사람보다 두 배 높다고 한다. 외로움에서 온 우울증은 뇌 속 해마를 부식시키고 스트레스를 키워 뇌 신경세포를 파괴한다. 그런데 운동이 우울증을 막는 데 항우울제인 졸로프트보다 더 뛰어난 효과를 발휘한다. 이런 신경학적 혜택을 얻으면서 운동을 규칙적으로 하려면 다른 사람들과 함께하는 것이 좋다.

3. 질환이나 장애가 있다면

혼자 운동하기 어려운 사람들

예전에 일하던 운동 센터에서 20대 남성이 PT 트레이너들이 모여 있는 온라인 카페에 체중 감량과 자세 교정을 위해 PT를 해 줄 선생님을 찾는다는 글을 올렸다. (트레이너들도 '다이어트, 움직임 교정', '대사성 질환', '근골격계 질환', '장애인 특수체육' 등 각자 주력 분야, 전문분야가 있어서 수강생과 잘 어울릴 만한 사람이 PT 트레이너로 배정된다.) '20대 남성', '체중 감량과 자세 교정' 같은 정보로 유추할 수 있는 이미지를 떠올리며 그분에게 전화를 걸었다. 수화기 너머에서 약간 알아듣기 힘든 말투로 그분이 말하길, 몇 년 전에 교통사고로 머리를 크게 다쳐 몸을 자유롭게 움직이기 어려운 장애가 있다고 했다. 이렇게 새로운 정보를 얻은 뒤 실제로 만나 PT를 하는 날 이야기를 나눠 보니 그분은 MTF_{Male To Female} 트랜스젠더였다. 호르몬 주사를 맞고 있고 수술을 할 테니, 여성스러운 몸을 만드는 쪽으로 운동하고 싶다고 했다. 이 경우에서 알 수 있듯 나이와 성별, 운동 목적만으로 획일적인 운동 프로그램을 적용하려고 하면 정말 중요한 것들을 놓칠 수 있다.

운동을 해야 하는데 질환이나 장애로 아무 곳에서나 하기 어려운 분들도 많다.

- 동네에서 오랫동안 슈퍼마켓을 하고 있는 중년 여성 A씨는 협심증 증상으로 병원에서 치료를 받으면서 의사에게 운동할 때 주의해야 한다는 말을 들었다. 근처 피트니스 센터에서 걷기 15분, 자전거 타기 15분, 기계에서 물구나무서기를 하는 것 외에 어떤 운동을 해야 할지 잘 모르겠다고 했다.

- 글 쓰는 일을 하는 B씨는 컴퓨터 앞에 오래 앉아 있어서 늘 목과 어깨가 뭉친 것처럼 찌뿌둥하고 아프다. 어느 날 길을 걷다가 발을 헛디뎌 넘어지면서 오른쪽 어깨를 다친 뒤로는 통증이 너무 심해졌다. 병원에서 물리치료와 도수치료를 꽤 오래 받았으나 회복되는 데 한계가 있어서 병원과 연계된 스포츠의

학센터의 PT를 해 보려고 했는데 30분에 7만 원이라는 금액이 부담스러워 포기했다. 몸에 유연성이라도 길러 볼 생각에 요가를 했다가 어깨 통증이 더 심해졌다.

- 발달장애인 C씨는 장애인 복지관과 재활체육센터에서 특수체육 프로그램에 참가하며 운동을 꾸준히 해 왔다. 이용자가 많아지면서 C씨보다 증세가 심하거나 새로 들어온 회원을 먼저 받는 운영 방침이 생기면서 복지관과 재활센터 이용이 어려워졌다. 그곳에서는 C씨가 비장애인과 거의 다를 바 없을 만큼 운동을 잘할 수 있으니 사설 센터에 가 보라고 했지만, 사설 센터에서는 C씨가 참여할 수 있는 프로그램이 없다며 여러 군데서 거절당했다.

이렇듯 질환이나 장애가 있으면 혼자 운동하는 게 위험하다. 건강운동관리사, 물리치료사 자격증이 있는 트레이너를 찾아 최대한 안전하게 지도받는 것이 좋다.

건강운동관리사, 장애인 생활체육센터 찾기

물리치료사는 알겠는데 건강운동관리사는 낯설고 뭔지 모르겠다는 사람들이 많다. 건강운동관리사*는 '개인의 체력적 특성에 적합한 운동 형태, 강도, 빈도 및 시간 등 운동 수행 방법에 대하여 지도·관리하는 사람'이다. 건강운동관리사는 의사가 의학적 검진을 통하여 건강 증진 및 합병증 예방 등을 위하여 치료와 병행하여 운동이 필요하다고 인정하는 사람에 대해서 의사의 의뢰를 받아 운동 수행 방법을 지도·관리한다.** 건강운동관리사는 국가자격증으로 취득하기가 쉽지 않고, 기능해부학을 비롯해 인체와 움직임에 관한 공부를 많이 해야 한다. 스포츠 종목별로 지도사 자격증을 주는 스포츠 지도사와는 지도 대상이 다르다. 움직이는 데 특별한 지장이 없는 사람은 좋아하는 운동 중 어떤 것을 해도 되지만, 주의해야 할 질환이 있다면 건강운동관리사 자격이 있는 트레이너를 찾아가는 게 좋다. 인터넷으로 운동 센터를 검색할 때 트레이너들을 소개하는 게시물을 찾아, 건강운동관리사 자격증을 보유한 트레이너가 있는지 확인한다. 또는 대한건강운동관리사협회***를 통해 정회원으로 등록된 건강운동관리사를 찾아도 된다.

---

* 2011년 12월 국회에서 자격제도변경법안이 통과되어 '운동처방사'로 불린 '생활체육지도자 1급' 자격증이 건강운동관리사 자격증으로 변경되었다. 2015년부터 적용.
** 「의료기사 등에 관한 법률 시행령」 제2조 제1항 제3호의 신체교정운동 및 재활훈련은 제외한다.
*** http://www.kepsa.com/

장애인 생활체육 관련 정보는 대한장애인체육회* 사이트의 생활체육 정보센터를 통해 찾아볼 수 있다. 좋은 소식은 2019년부터 2025년까지 장애인과 비장애인이 함께 이용하는 복합 문화 스포츠 센터 '반다비 체육센터' 150개소가 전국 시·군·구 단위에 세워진다는 것이다. 비장애인도 이용할 수 있지만 장애인이 우선적으로 이용할 수 있고, 체육관형·수영장형·종목별 특화형 등으로 세분해서 지역의 수요에 맞게 짓는다고 한다.

예전에 내가 장애인과 비장애인 통합 수업을 구상하면서 참고하기 위해 견학한 곳은 서울 성수동의 '별별생활체육센터'다. 이곳은 베어베터라는 사회적 기업이 주도해 만들었고, 처음 개관할 때 GKL사회공헌재단에서 시설 인테리어 비용과 인건비를 지원했다. 내가 방문한 2017년에는 발달장애인 약 140명이 별별생활체육센터에서 패드민턴 같은 뉴스포츠와 그룹 PT를 수강한다고 했다. 뉴스포츠는 배구, 배드민턴, 축구 같은 대중적 스포츠를 쉽고 안전하게 변형한 스포츠로 유아, 노인, 장애인을 포함해 모든 사람이 쉽게 즐길 수 있는 새로운 생활체육 프로그램이다. 별별생활체육센터는 성수동뿐만 아니라 부산 금정구, 수원 권선구에도 있다.

* https://www.koreanpc.kr/

2019년 7월부터는 저소득층 장애인을 위한 '장애인 스포츠 강좌 이용권' 스포츠 바우처 사업이 시범 운영된다. 스포츠 강좌에 참여할 수 있도록 매월 8만 원을 지원하며 기초생활수급가구(생계, 의료, 주거, 교육), 차상위계층, 법정 한부모가구의 만 12~23세 등록 장애인이 대상이다. 신분증과 장애인복지카드나 장애인 증명서를 갖고 주소지 동주민센터나 구청의 관련 부서를 방문해서 신청할 수 있다.

4. 장애인과 비장애인이 함께하는 통합 수업

경도 장애인은 갈 곳이 없다

"제 아들이 여기서 운동해 볼 수 있을까요?"

주저하며 조심스레 누군가 내게 말을 걸었다. 발달장애인 아들을 둔 어머니였다. 아이의 이름은 동만, 착하고 붙임성이 좋아 학교에서 반장이라고 했다. 뼈·관절·근육의 성장 불균형으로 몇 년 전 양쪽 어깨와 발목을 수술했고, 체중이 많이 나갔다. 한창 성상 기라 기운이 넘쳐서 일주일에 몇 번씩 정기적으로 활발하게 움직이는 운동이 꼭 필요한데, 그렇게 운동할 만한 곳을 못 찾아 고민하고 있었다. 당시 나는 고도비만이거나 관절염이 심하거나 고령이라서 움직이기 어려운 사람들에게는 운동을 지도해 봤어도 발달장애인 운동 수업은 진행해 보지 않아서 속으로 걱정을 많이 했다. 심지어 발달장애가 뭔지도 몰랐기 때문에 동만이 어머니에게 솔직히 말했다.

"저는 장애인을 지도한 경험이 없습니다. 관련 자격증도 없고, 특수체육에 관한 교육도 받아 본 적이 없어요."

"다른 곳에서도 자격증 있는 사람이 가르치진 않아요. 선생님처럼 체육을 전공하신 운동처방사면 충분히 하실 수 있어요. 별로 다르지 않을 거예요. 그리고 동만이가 운동할 수 있는 곳이 없어요. 근처 재활체육센터에서도 발달장애 아이들은 꼭 보호자가 수업에 같이 들어가야 하는데, 정원을 많이 줄여서 들어갈 수가 없어요."

동만이처럼 중증이 아닌 경도 장애인의 경우 어머니의 말처럼 운동하러 갈 수 있는 곳이 많지 않다. 장애인이 운동을 배울 수 있는 몇 안 되는 병원 내 센터나 민간 재활센터는 중증 장애인만으로도 정원이 꽉 차고, '해 줄 수 있는 게 없다'며 '일반인들이 운동하는 센터에서도 충분히 운동할 수 있다'는 말로 동만이 같은 아이들을 받지 않으려고 한다. 그런 곳이 어디에 있는지는 그들도 모른다. 그냥 내보내는 것이다. 동네에 널린 피트니스 센터와 체육관을 돌아다녀 봐도 "죄송하지만 여기서는 운동하시기 어려울 것 같습니다." 하고 똑같은 말을 듣기 일쑤다. 모두를 위한, 무엇이든 다 할 수 있다는 이름을 가진 살림의료사협 건강 센터 '다짐'이 다른 데처럼 동만이를 거절할 수는 없었다.

"그럼 동만이와 제가 일대일 수업부터 몇 번 해 보는 게 좋겠습니다. 그룹 운동 수업에 들어가는 건 그 뒤에 다시 얘기하죠."

세심히 챙겨야 하는 통합 수업

동만이와 첫 PT를 하기 며칠 전부터 벼락치기로 발달장애인 특수체육 문헌을 찾아보면서 운동을 어떻게 진행할지 머릿속에 그려 보려고 했다. 하지만 아무것도 모르겠고 뿌연 머릿속에선 자꾸 '내가 왜 한다고 했지?', '아, 그날 동만이가 못 온다고 하면 좋겠다.' 같은 쓸데없는 생각만 났다.

"안녕, 난 박은지라고 해."

"안녕하세요? 박은지 선생님."

동만이는 큰 덩치에 눈빛이 순한 아이였다. 내가 하는 말에 꼭 "네." 하고 대답했고, 동작에 몰두하다가 숨 쉬는 걸 종종 잊어버려서 "동만아, 숨 쉬어." 해야만 "크허헙!" 하고 크게 숨을 들이마셨다. 내가 시키는 대로 열심히 따라 하고 흉내 내기도 잘했다.

걱정한 것보다 훨씬 수월하게 한 시간이 지나갔다.

"오늘 잘했어! 내일 또 만나!"

인사하면서 동만이가 하이파이브를 하자며 오른손을 들자 "하이파이브!" 하면서 가볍게 손을 내밀었는데, 동만이가 있는 힘껏세게 내 손을 내리쳤다. 내가 '어, 이건 뭐지?' 하는 표정으로 바라보니 재밌다는 듯 천진난만하게 웃었다.

동만이가 비장애인들의 그룹 운동에 참여한다는 것은 애초 생각보다 복잡한 문제였다. 장애 유무를 떠나 모두가 활발히 움직이는 넓지 않은 체육관에서 '덩치가 큰' '19세 남성'의 몸은 같이 운동하는 사람들에게 부담스럽게 느껴진다. 그래서 이를 중화할 수있는 경계와 규칙을 새로 만들어야 했다.

어떤 수업에 들어가게 하면 좋을지에 대해서는 선택의 여지가 별로 없었다. 칠판에 적혀 있는 과제를 수행하는 운동 수업은 동만이가 이해하기 어려워서, 강사와 동료들의 움직임을 따라 하는수업만 가능했다. 기존 수강생들에게 동만이를 소개했다. 특수학교에 다니는 동만이가 난생처음으로 비장애인들과 같은 수업에참여하게 되었다. 사실 이 수업은 일반 수강생들과 나로서도 처음이었다.

움직이는 몸과 몸 사이에 안전선 그리기

지금은 중학교 3학년이 된 현이가 초등학교 4학년이었을 때다. 운동을 시작할 때 체육관 내부를 빙 둘러 달리기를 하는데, 현이가 앞에 달리는 사람에게 너무 가까이 붙어서 달리고 있었다. 바로 앞에서 달리던 분이 농담 반 진담 반으로 "왜 이렇게 가까이서 달려? 부담스럽게!" 하고 말해도 현이는 그저 환하게 웃었다. 현이가 같이 운동하는 사람들에 대한 애정을 표현하는 방식이다. 초등학생 여자아이가 이런 식으로 애정을 표현하는 건 사람들이 귀엽게 보고 받아들일 수 있지만 동만이의 경우는 달랐다. 열아홉 살짜리 남자가 초등학생 현이처럼 애정을 표현하면 사람들이 위협을 느낄 수 있었다.

동만이가 그룹 운동에 들어오고 얼마 되지 않았을 때 바닥에 엎드려서 폼롤러 마사지를 하다 나와 얼굴이 가까워지자 내 머리에 뽀뽀를 했다. 동만이 어머니에게 이 일을 말씀드렸더니 "학교에서 아이들이 머리에 뽀뽀를 하곤 하거든요. 자기 딴에는 좋다고 표현하는 거라도 다른 데서 그러면 안 된다고 했는데…. 죄송해요, 선생님." 하며 사과하셨다. 내게 사과하는 어머니를 보며 나도 속상했다. '규칙이 필요하다'는 생각이 들었다. 하지만 설명 없이 "사람들에게 가까이 가면 안 돼!" 하면 아이의 모든 행동이 위축될 수 있기 때문에 잘 이해시켜야 했다.

"동만아, 사람들이랑 같이 운동하니까 좋아?"

"네!"

"사람들이 좋아서 자꾸 가까이 가고 싶어?"

"네!"

"동만아, 근데 여기는 운동하는 데잖아. 사람들이 막 움직이고 동만이도 막 움직이는데 너무 가까이 가면 서로 부딪혀서 다치고 아프겠지?"

"네."

"앞으로 운동할 때는 선생님 옆에서 하고, 동만이가 팔을 뻗었을 때 닿을 만큼 누가 가까이 있으면 한발 떨어져서 움직여야 해. 알았지?"

"네!"

동만이는 직선으로 달리다 벽을 마주하면 그 벽을 손으로 세게 치는 버릇이 있었다. 또 거울, 철봉, 기둥 모서리, 바닥에 놓인 운동 기구(쇳덩어리)와 자기 몸 사이의 안전거리를 잘 파악하지 못해서 무의식적으로 움직이다 자신과 타인을 위험하게 할 수 있었다. 자기가 얼마나 힘든지를 몰라서 운동하다 바닥에 구토할 때도 있고, 앞에 말한 것처럼 숨 쉬기를 잊어버릴 때도 있다. 이런 동만이와 같이 재미있게 운동하려면 그 아이를 위한 움직임

루틴을 만들어야 했다. 직선 달리기를 할 때는 푹신한 미트가 설치된 벽을 향해 달리게 할 것, 항상 내 옆에 서게 할 것, 표정과 움직임을 주시하고 너무 힘들어 보이면 쉬게 할 것, 움직일 때 숫자를 세게 하면서 자연스럽게 호흡할 수 있도록 할 것 등.

동만이와 함께 운동하는 것이 거북해서 내게 직접 불만을 이야기한 사람도 몇 명 있었다. 운동 수업에 왜 남자 장애인이 들어오는지 이해할 수 없다고 말한 사람이 있고, 말없이 그만둔 사람도 있다. 우리 모두에게 처음이던 '동만이와 같이 운동하기'는 서로가 서로를 지키면서도 마음을 전할 수 있는 안전선을 매번 그리고 고치는 우여곡절을 겪으며 다행히 조금씩 아름다운 선을 완성해 나갔다. 그리고 한 번도 빠지지 않고 일주일에 두 번씩 3년 동안 열심히 운동한 동만이는 칠판에 쓰인 운동 과제를 수행하는 체력 향상 수업에도 무리 없이 참여할 수 있게 되었다.

우리는 몸으로 부딪치며 어색했던 순간들을 지워 나갔다. 우리 몸과 몸 사이의 시공간에 서로를 보호하면서도 타인을 이해하겠다는 소중한 마음을 표현할 수 있는 선들을 그려 나간다면 언젠가 동만이 같은 아이들 여러 명과 같이 운동할 날이 올 거라고 믿는다.

5. 실패해도 도전하자

시행착오의 기간

새로운 시도에는 시행착오의 기간이 필요하다는 것을 꼭 기억하자.

2019년 초, 나는 7년 동안 몸담고 있던 살림의료복지사회적협동조합에서 나와 프리랜서 강사로 전향하며 그동안 바빠서 못 하던 것들을 해 보자고 결심했다. 운동 센터에서 일하면서도 정작 나 자신을 위한 운동 시간을 내기는 어려울 정도로 바빴다. 평일에는 밤늦게까지 운동 수업을 진행했고, 주말에는 행사나 회의가 많아 점심시간을 이용해 가까운 체육관을 다녀오는 정도였다.

프리랜서가 된 첫 달, 내 위시리스트 1순위는 하고 싶던 운동을 배우러 다니는 것이었다. 적어도 일주일에 세 번 이상 좋아하는 운동을 하기로 마음먹고 월요일은 강남의 격투 PT숍에서 입식 타격기를 하고, 수요일과 금요일에는 집 근처 피트니스 센터에 오전 7시 30분부터 PT를 받기로 야심 찬 계획을 세웠다. 아무 생각 없이 남이 시키는 대로 움직이고 싶기도 하고 요즘 동네 피트니스 센터의 퍼스널 트레이너들은 어떻게 가르치는지도 궁금해서 주 3회 운동을 다 PT로 등록하고 보니 수강료로 거금을 지출하게 되었다.

등록하기 전에 미리 코치님들에게 '나는 건강운동관리사고, 현재 프리랜서 트레이너로 활동하고 있다'고 말했다. 이런 이야기를 하지 않고 체육관이나 운동 센터에 갔다가 "어? 어디서 운동하셨어요?" "근처 센터에서 일하신다고요?" 같은 말과 불쾌해하는 낯빛을 본 경우가 있기 때문이다. 다행히 이때는 두 곳 코치님이 모두 '비슷한 일을 하는 분이라 반갑다'면서 잘 대해 주셨다. 하지만 내 몸은 새로운 운동이 반갑지 않은 듯했다.

잘 실패하기 위해 노력할 뿐

한 주를 시작하는 월요일, 내가 사는 은평구 구산동에서 지하철로 한 시간 반이 걸리는 청담동의 격투 PT숍에 처음으로 나갔다. 그리고 이날, 꾸준히 복싱을 한 내가 지금까지 뭘 했나 돌아보게 될 만큼 차원이 다른 고강도 격투 트레이닝을 접했다. 심장과 폐가 터질 것 같고 팔다리가 후들거리는 상태로 은평구로 돌아와 생업인 운동 강의를 세 시간 정도 하고 나니 밤엔 기절하듯 침대에 뻗어 버렸다. 다음 날 내 몸을 보니, 양다리 여기저기에 시퍼런 멍이 들어 있었다. 그리고 이틀 뒤 수요일, "체대 선배니까 이 정도는 하시죠?"라는 가벼운 질문과 함께 웃으면서 10킬로그램 원판을 바벨 양쪽에 턱턱 끼우는 코치님을 만났다. '체육을 글로 배웠다'고 말하고 싶은 걸 애써 참으며 코치님이 시키는 대로 이를 악물고 고강도 중량 운동을 하고 설사와 어지럼증에 시달려 다음 일정들을 겨우겨우 소화했다.

오랫동안 한 곳에서 일하다가 프리랜서가 되었다는 긴장감 때문인지 한 달 동안은 하루 평균 다섯 시간 강의를 소화하면서 그럭저럭 고강도 운동을 병행할 수 있었다. 하지만 두 달째가 되자 목소리가 안 나오는 날이 잦아지고, 2주에 한 번씩 몸살이 왔다. 안 되겠다 싶어 강의를 하루 평균 네 시간 정도로 줄이고 월, 수, 금요일 주 3회 운동에서 금요일 운동을 뺐다. 그리고 4주 정도 지내 보니 월요일에 고강도 격투 트레이닝을 받은 뒤 하루만 쉬고 수요일 이른 아침에 중량 운동을 하는 게 내 몸 상태와 일정에 비춰 볼 때 몸을 혹사한다는 판단이 섰다. 그래서 강의가 많은 요일을 빼고 월요일과 금요일의 이른 아침을 피한 시간에 수련하는 것으로 계획을 바꿨다.

먹는 것은 당연히 신경 썼다. 하루 식단에서 전보다 단백질의 양을 늘리고, 항산화 물질이 풍부한 채소를 전보다 더 자주 챙겨 먹었다. 또 매일 과일, 두유나 우유, 견과류 한 줌, 비타민을 먹었으며 격투 트레이닝을 할 때는 수시로 포도당이 함유된 이온 음료를 마셨다. 이렇게 하니 확실히 회복되는 것이 느껴졌다. 이렇게 안정기가 오기 전까지 독감과 목감기, 허리 부상과 함께한 시행착오 기간이 3개월이다. 그동안 많은 생각을 했다. '이 운동이 나한테 맞지 않나?' '내가 나를 과대평가했나?' 'PT를 그만두고 내 방식대로 프로그램을 짜서 운동할까?' 운동을 꾸준히 한 사람이라도 새로운 운동을 시작하면 몸이 적응하는 기간이 필요하고, 그동안에는 아프고 힘들 수 있다는 사실을 모르지 않았다. 하지만 둘 중 한 곳을 그만둘까 하고 몇 번이나 진지하게 고민했다. 트레이너인 내가 이 정도니, 다른 사람들은 오죽할까? 그래서 마이크 타이슨이 이렇게 말했나 보다.

"누구나 그럴싸한 계획을 갖고 있다. 처맞기 전까지는."

실패는 피할 수 없다. 다만 최대한 안전하게 잘 실패하기 위해 노력할 뿐이다. 잘 실패한다는 것은 실패 과정에서 자신에 대해 좀 더 알게 되는 것이라고 생각한다.

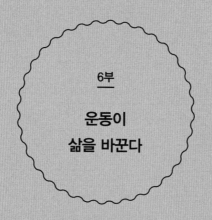

6부
___

**운동이
삶을 바꾼다**

1. 생존을 위한 최소한의 운동량

하루 30분 유산소 운동과 주 2회 근력 운동

여성들의 사망 원인 1위가 심장 질환, 뇌혈관 질환, 고혈압성 질환 등 심혈관계 질환이라는 통계를 앞에서 살펴보았다. 심혈관계 질환의 대표적인 원인으로 꼽히는 것은 흡연, 잘못된 식이 습관, 운동 부족, 스트레스 등이다. 세계보건기구WHO의 발표에 따르면, 전체 심혈관계 질환자 사망 중 3분의 2는 생활 습관의 적절한 변화로 예방할 수 있다고 한다. 또 2000년대 이후 세계보건기구와 미국심장협회AHA, 미국질병예방센터CDC는 '일주일에 최소 150분 (2시간 30분) 운동'을 하면 된다고 공식 발표했다. 즉 하루에 30분 유산소 운동으로도 심장, 폐, 혈관 건강을 지킬 수 있다. 예를 들어 출근할 때 15분, 퇴근할 때 15분 걷거나 달리는 시간을 배치해서 운동량을 채운다. 미국심장협회는 여기에 주 2회의 근력 운동을 더하라고 권한다.

그럼 주 2회의 근력 운동을 어떻게 하면 좋을까? 먼저 운동과 운동 사이의 시간 간격을 넓게 잡는다. 월요일과 목요일, 화요일과 금요일, 수요일과 토요일처럼 말이다. 운동과 운동 사이에 쉬는 날을 적어도 하루는 둬야 좋지만, 어쩔 수 없이 주말에만 시간이 난다거나 해서 이틀 연속으로 해야 한다면 첫날 상체 운동을 하고 다음 날 하체 운동을 하는 식으로 훈련하는 근육을 바꾼다.

주 2회에서 조금씩 운동량 늘리기

1~3개월은 주 2회 운동을 하다가 주 3회 운동으로 늘리고, 3~6개월 뒤에는 주 4회 운동으로 운동량을 늘려 가면 이상적이다. 하지만 주 4회 이상으로 늘리지는 말자. 근육은 운동하는 시간이 아니라 회복하는 시간 동안 만들어지고 강해진다. 오늘 근력 운동을 했으면 내일은 활동적으로 보내거나 조용히 스트레칭, 명상 등을 하면서 쉬는 것이 좋다.

운동을 시작할 때는 자전거 타기, 걷기, 달리기처럼 지속적으로 하기 좋고 강도가 낮은 것으로 한다. 이보다 강도가 높고 기술이 필요한 유산소 운동으로는 에어로빅 댄스, 스텝박스 에어로빅, 수영 등이 있다. 체력과 기술이 늘었다고 느껴지면 라켓 스포츠와 배구, 핸드볼, 농구, 축구에도 참여해 보자. 경쟁이 아니라 즐기는 데 초점을 맞추면 안전하게 운동할 수 있다.

심혈관계 질환 예방을 위한 주간 운동 계획표의 예

매일	• 걷기, 자전거 타기, 달리기 등 유산소 운동 30분 이상. • 자가근막이완 폼롤러 마사지. • 건강한 생활 습관(금연, 절주, 규칙적인 식사, 충분한 수면 등).
월	• 근력 운동: 어깨 운동, 이두근 운동, 엎드린 채 팔다리 들어 올리기, 앉았다 일어나기(런지, 스쿼트), 복근 운동(윗몸일으키기).
화	• 유산소 운동 시간 연장.
수	• 스트레칭과 명상.
목	• 근력 운동: 서서 다리 뒤로 차기, 까치발 서기, 팔굽혀펴기, 앉았다 일어나기, 복근 운동.
금	• 느긋한 폼롤러 마사지 30분 이상.
토	• 가벼운 등산과 야외 활동(한 달 1, 2회).
일	• 몸과 마음이 이완과 충전을 할 만큼 충분한 휴식.

2. 자세 혁신의 강력한 효과

아이고, 허리야!

지속적인 허리 통증으로 강남의 유명 정형외과에 갔던 40대 중반의 설국 님은 MRI부터 시작해 여러 검사를 거친 뒤에 주사와 약 처방을 받았다. 하지만 한 대에 7만 원인 주사를 여러 번 맞아도 통증은 사라지지 않았다. 차도가 없다는 말에 의사는 주사를 한 번 더 맞아 보고, 그래도 낫지 않으면 수술을 해야 한다고 했다. 물론 수술이 최선의 선택인 경우도 많지만, 설국 님은 수술을 최후의 수단으로 생각해 운동을 시작하기로 마음먹었다.

운동을 시작했을 때 설국 님의 모습이 지금도 선명하게 기억난다. 뛰기는커녕 걷는 것조차 힘들어했고, 통증 때문에 많은 동작들을 수정해야 했다. 진땀을 흘리며 집으로 돌아가는 설국 님께 나는 다른 사람을 의식하지 말고 지금 할 수 있는 동작에 집중해서 운동하자며 빠지지 말고 꼭 나오시라고 했다. 혹시 자신이 잘 따라 하지 못하는 데 실망해서 안 나오실까 봐 걱정스러웠다. 다행히 설국 님은 일주일에 세 번을 결석 한 번 없이 나오셨다. 처음 4, 5개월 동안은 체력 테스트에서 가장 낮은 단계에 머물렀지만 점점 할 수 있는 동작이 늘었고, 식단 조절을 병행해 체중 감량에도 성공했다. 꾸준히 운동한 지 4년 가까이 된 설국 님은 이제 뛸 수도 있고, 남들이 어려워하는 동작도 할 수 있는 몸이 되었다.

4년 동안 설국 님께 고비가 여러 번 있었다. 체중 감량 후 요요현상이 생겨서 다이어트를 계획하기도 했고, 무거운 무게로 운동을 하거나 허리에 무리가 가는 동작을 반복하다 통증이 재발하는 바람에 한두 달씩 쉬기도 했다. 이런 고비들을 거치면서도 꾸준하게 스스로 상태를 개선해 나가는 설국 님을 보면 배우는 점이 많다. 안전하게 움직임의 범위를 넓혀 나가고, 건강 회복을 위한 시간을 일상의 최우선순위에 놓는 것! 요즘 설국 님은 바르게 걷는 연습을 한다. 40년 넘게 몸에 밴 걸음걸이를 바꾸려면 오랜 시간이 걸리겠지만 꼭 바꿀 거라고 믿는다.

통증의 여러 원인

허리 통증 때문에 어쩔 수 없이 퇴사한 직장 동료가 있다. 허리가 아파서 아무것도 할 수 없다며 운동을 쉬는 회원도 있다. 그들을 보면서 도대체 통증을 어떻게 잡을 수 있을까를 늘 고민했다. 특히 통증에서 벗어나기 위해 의욕적으로 운동을 시작한 뒤 나아졌다고 생각하다 다친 사람들을 보면 마음이 정말 좋지 않다. 1년 넘게 운동한 분이 오랜만에 농구를 하다 원래 좋지 않던 허리를 또 다친 일이 최근에 있었다. 통증이 너무 심해져서 더는 운동하러 못 나온다며 시무룩한 얼굴로 운동화를 챙겨 가는 모습에 나도 그분과 같이 많이 속상했다. 허리 통증은 도대체 왜 생기는 걸까?

일반적으로 통증의 원인은 크게 화학적 원인과 기계적 원인으로 나눌 수 있다. 류머티스 관절염, 강직성 척추염 같은 염증성 질환은 화학적 원인에서 온다. 그리고 '앉아 있는 시간의 증가, 자동차나 엘리베이터 이용에 따른 신체 활동 급감, 갑작스러운 사고, 척추에 부담을 주는 자세의 누적' 등이 통증을 일으키는 기계적 원인에 해당한다. 이 밖에 고혈압·당뇨·고지혈증·골다공증과 같은 질환에 따른 통증, 선천적으로 약한 척추의 통증, 월경전 증후군이나 임신에서 비롯한 일시적 통증도 있다. 화학적, 기계적 원인만으로는 설명할 수 없는 심리적 이유도 통증과 긴밀한 연관성이 있다. 만성 허리 통증으로 고생하는 사람 가운데 평소에는 괜찮다가 갑자기 심한 스트레스를 받으면 통증이 재발한다는 분들이 많다. 내 주변에도 스트레스를 받으면 허리에서 신호가 온다는 분들이 많다. X선이나 MRI로는 드러나지 않는 심인성 통증은 고통의 원인을 찾아낼 수도, 고통을 증명할 수도 없다는 점에서 더욱 사람을 힘들게 한다.

자세만 바꿔도 통증이 줄어든다

통증의 원인에 따라 좋은 운동 방법은 달라지지만 운동의 목적은 모두 같다. 잘 설계된 프로그램으로 컨디션을 높이고 체력을 강화해 통증에 대한 반응을 줄이면서 여러 스트레스 상황을 견뎌 낼 수 있는 몸을 만드는 것! 몸이 아프기 시작하면, 아파서 운동을 못 하고 운동을 못 해서 더 아파지는 악순환에 빠지기 쉽다. 이 악순환을 끊으려면 무거운 몸을 다독여서 조금이라도 더 움직이고, 소화할 수 있는 선에서 하루 일과를 일정하게 유지해 생활의 리듬이 깨지지 않도록 해야 한다.

영양을 골고루 섭취하는 것도 중요하다. 과체중이 허리 통증의 원인이라는 진단 때문에 닭가슴살과 한두 가지 채소뿐인 식단으로 체중을 줄이면 필수영양소와 미네랄 결핍으로 몸의 회복이 더뎌지고 요요현상이 쉽게 온다는 점을 기억하자.

그리고 통증을 줄이기 위해 가장 먼저 실천할 수 있는 것은 '자세 혁신'이다. 일상에서 자주 취하는 자세를 바르게 하는 것만으로도 통증의 기계적·물리적 원인을 많이 없앨 수 있기 때문이다. 바른 자세로 앉아 컴퓨터 쓰기, 바르게 걷기, 바르게 서기, 아침에 잠자리에서 안전하게 일어나기, 바른 자세로 TV 시청하기 등을 실천한다면 일주일에 한두 시간 운동하는 것보다 훨씬 더 큰 효과가 있다. 매일 신경 써서 자세를 바르게 하는 것은 단순하지만 쉽지 않다. 이미 몸에 밴 습관을 고쳐야 하기 때문이다. 하지만 아픔을 줄이고 건강하게 오래 살 수 있는 강력한 방법이니 꼭 실천해 보자.

1. 바르게 앉는 자세(컴퓨터 사용 시)

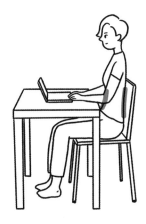

- 손목과 팔꿈치는 수평을 이루게 하고, 귀와 어깨를 연결한 선이 일직선이 되도록 앉는다.
- 다리는 꼬지 않는다.

2. 바르게 걷는 자세

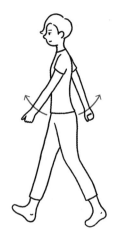

- 가슴은 펴고 턱은 당겨 척추의 모양이 잘 유지되도록 주의하면서 무릎 과 발의 방향이 일치하도록 11자로 걷는다.
- 팔을 앞뒤로 자연스럽게 흔든다.

3. 신통방통 폼롤러 마사지

통증을 다스리는 자가근막이완 관리법

내 오른쪽 허벅지 뒤쪽 근육이 파열된 게 2003년인데, 그때 한동안 다리를 절뚝이면서도 제대로 치료를 받지 못해서 10년 가까이 통증으로 고생했다. 한 시간 넘게 앉아 있으면 허벅지 뒤쪽이 아파서 영화관에 가는 것도 고역이었다. 그러던 중 2012년에 자가근막이완SMR, self myofascial release의 일종이라는 폼롤러 마사지를 알게 되었다. SMR은 '지나치게 활성화된 근섬유를 억제하기 위해 쓰는 유연성 기법NASM'으로 몸속 노폐물을 제거하고, 회복을 도우며, 혈액의 산소 함량을 높여서 불안과 피로도 줄이는 연부조직

관리법이다. 뼈를 제외하고 머리부터 발끝에 이르는 신체의 모든 것으로 장기, 피부, 지방, 근육, 건, 근막, 인대를 포함하는 연부 조직에는 통증을 일으키는 통증유발점(매듭, 트리거 포인트), 유착 조직, 반흔 조직이 있다. 발목이나 어깨를 삐끗한 뒤 회복되지 않은 상태에서 움직이면 인체는 다친 부분을 피해 다른 부분을 움직이는 보상 패턴을 쓴다. 통증유발점, 유착 조직, 반흔 조직이 우리가 움직이는 방식에 이런 보상 패턴을 만들어 내고 2차 부상과 통증을 일으킨다. 그리고 SMR은 폼롤러, 라크로스 볼, 테니스 공, 사람의 손, 골프공, 롤링 스틱, 바벨 같은 도구를 몸에 굴리고, 진동하고, 회전하는 방식으로 연부조직을 관리해 회복을 돕는다.

나도 매일 폼롤러와 공 마사지를 하면서 허벅지 뒤쪽의 만성 통증과 몸 전체의 찌뿌둥함이 많이 사라지는 것을 경험했다. 운동 중 부상도 뚜렷하게 줄어들었다. 이렇게 강력한 SMR의 효과를 직접 경험하고 나서 내가 진행하는 운동 수업에는 다 폼롤러와 볼 마사지를 도입했고, 기대한 대로 즉각적인 효과가 나타났다. 특히 만성 통증으로 오랫동안 고생한 분들에게 통증이 많이 줄어들었다는 이야기를 들었다.

폼롤러 마사지를 할 때 주의할 점

격렬한 운동에 비해 안전하다고 생각되는 마사지나 스트레칭을 하다가도 다칠 수 있다. 갈비뼈가 튀어나온 부위를 폼롤러에 세게 올려놓다가 갈비뼈 연골을 다친 경우도 있고, 멍이 든 경우도 있다. 골다공증 위험이 있고 저체중인 사람은 심할 경우 골절까지 생길 수 있으니, 마사지를 할 때 반드시 주의해야 한다.

SMR을 하지 말아야 하는 경우

- 최근에 다친 부위, 급성 염증(부종).
- 열상(개방성 상처).
- 골다공증(뼈 손실/질환).
- 인대 파열.
- 순환계 문제(혈액, 림프액 등).
- 뼈나 관절이 돌출된 부분(갈비뼈, 요추).
- 추간판 헤르니아(디스크 탈출).
- 신경 압박 및 손상.
- 의사의 지시가 있는 경우.

폼롤러 마사지 방법

	부위	동작	방법	효과
하체	고관절 및 엉덩이(둔근 복합체 및 이상근)		• 롤러에 앉아서 한쪽 팔을 롤러 뒤쪽 바닥에 대고 비스듬히 몸을 기울여 체중이 실린 엉덩이를 바깥쪽까지 전체적으로 15~30초 정도 문지른다. • 엉덩이가 닿은 쪽 발을 반대편 무릎에 올려서 체중을 더 싣고 15~30초 정도 문지른다.	• 고관절의 가동성과 유연성이 높아진다. • 앉기, 서기, 달리기, 점프하기, 계단 오르내리기 동작이 좋아진다. • 골반과 주변 관절의 통증과 엉덩이 기억상실증(너무 오래 앉아 있어서 엉덩이 근육이 제 기능을 못 하는 증상)이 개선된다. • 무릎과 발바닥의 통증이 개선된다. • 하체의 전반적인 힘과 반응속도가 높아진다.
	허벅지 바깥쪽 (외측광근 및 장경인대)		• 롤러에 허벅지 옆면을 올려놓고 위아래로 15~30초 정도 부드럽게 문지른다. • 롤러에 두 다리를 올리는 것이 어렵다면 위쪽에 있는 다리를 바닥으로 내려 체중을 분산시킨다. • 보통 가장 아파하는 부위라서 처음에는 힘들 수 있으나 계속하면 괜찮아진다.	
	허벅지 앞쪽 (대퇴사두근)		• 허벅지 앞쪽을 롤러 위에 올려놓고 무릎 위부터 골반 아래까지 15~30초 정도 부드럽게 문지른다. • 플랭크 자세로 하면 허벅지 근육이 긴장되면서 마사지 효과가 떨어진다. • 배를 바닥으로 내리고 하면 허리에 부담을 줄 수 있다.	

하체	종아리 (비복근 및 가자미근)		• 앉아서 롤러에 종아리를 올려 놓고 그 위에 반대쪽 다리를 포갠다. • 손목이 괜찮다면 엉덩이 옆에 손을 놓고 몸을 살짝 들어 올려 종아리를 위아래로 문지른다. • 엉덩이를 다시 바닥에 내려놓고 발을 좌우로 움직이며 종아리의 위아래 끝부분까지 안쪽과 바깥쪽을 마사지한다.	
상체	흉추와 등 (능형근, 승모근 중·하부)		• 양손으로 머리를 받치고 롤러에 천천히 등을 댄다. • 무릎을 세우고 엉덩이를 살짝 들어 올려 15~30초 동안 위아래로 부드럽게 문지른다. • 양팔로 몸통을 감싸듯이 안고 다시 부드럽게 위아래로 문지른다. • 골반에 가까운 허리 아랫부분은 뼈가 돌출되어 다칠 수 있으므로 그 부위까지 내려가지 않도록 주의한다.	• 어깨와 몸통의 가동성과 유연성을 개선한다. • 컴퓨터 앞에 앉아서 작업하는 시간이 긴 사람들의 거북목증후군, 상부교차 증후군, 목과 어깨의 만성 통증을 해소하는 데 도움이 된다. • 던지기, 목·어깨 돌리기, 당기기, 누르기 같은 동작의 효율성이 높아진다.
	등과 어깨 (광배근 및 대원근)		• 팔을 머리 위쪽으로 뻗고 옆으로 누워 겨드랑이 가까이에 롤러를 댄다. • 롤러에 닿은 팔의 손바닥을 위로 하고 위아래, 앞뒤로 15~30초 동안 부드럽게 롤러를 굴린다. • 갈비뼈가 튀어나온 부분은 다칠 수 있으므로 롤러에 누울 때와 움직일 때 그 부위까지 내려가지 않도록 주의한다.	

4. 핵심 체력을 키우는 코어와 큰 근육 운동

코어가 중요한 이유

운동을 할 때 코어 근육을 강조하는 것은, 몸의 중심인 코어가 불안정하면 제대로 움직일 수 없고 넘어지거나 다칠 위험성이 커지기 때문이다. 코어 근육은 횡격막부터 골반저근에 이르는 몸통 근육으로 복횡근, 복사근, 다열근, 척추 기립근, 최장근 등이 있다. 코어는 모든 움직임이 일어나기 전에 가장 먼저 활성화되는 부위로, 움직임을 지속할 수 있도록 몸의 균형을 유지한다. 예를 들어, 달리기를 할 때 힘을 가장 많이 써야 하는 부위는 열심히 움직이는 팔다리가 아니라 코어다. 코어가 지치면 아무리 팔다리 근육이 튼튼해도 계속 움직일 수가 없다. 그 상태로 계속 움직이면 다치기 마련이다. 그래서 트레이너와 의료 전문가들이 코어 운동의 중요성을 강조한다. 코어와 상·하체의 큰 근육들을 단련하면서 걷기, 달리기, 자전거 타기, 수영과 배드민턴 같은 라켓 스포츠를 해야 건강하게 오래 운동할 수 있다.

상·하체의 큰 근육부터 단련하자

세계 여러 나라의 신체 활동 지침은 일주일에 2회 이상 '상·하체 대근육(주요 근육)을 포함한 근력 운동'을 해야 한다고 말한다. 여기서 주요 근육은 다리(허벅지, 종아리), 엉덩이, 등, 복부, 가슴, 어깨와 팔의 근육이다. 다리 근육으로 대퇴사두근·내전근·햄스트링·종아리가 있고, 엉덩이 근육은 둔근과 엉덩이 회전근이다. 등 근육은 광배근·승모근·허리 근육 등이 있다. 복부 근육은 복근과 복사근이고, 가슴 근육은 흉근이다. 어깨 근육은 삼각근·극상근·극하근, 팔 근육은 이두근·삼두근·전완근 등이다. 지금 어떤 운동을 하든 근육의 힘과 지구력을 키우는 운동을 같이 해야 한다는 것을 잊지 말자!

기능성 트레이닝이란

코어만 단련하는 것보다는 코어에서 시작해 몸 전체를 다 쓰는 기능성 트레이닝(기능성 운동, 기능성 훈련이라고도 한다)을 하는 게 좋다. 기능성 트레이닝으로 기능적 움직임 능력을 기를 수 있다. 기능적 움직임은 코어에서 사지로 자연스럽게 뻗어 나가는 다중 관절 운동(하나 이상의 관절을 움직이는 운동)이며 효과적·효율적으로 몸과 몸 외부의 물체를 이동시킬 수 있는 움직임이다. 스쿼트, 데드리프트처럼 많이 알려진 동작도 기능성 트레이닝이라고 할 수 있다.

기능성 트레이닝이 중요한 것은, 인간의 자연스러운 움직임 패턴을 회복해 통증과 부상을 피하고, 코어 근육을 튼튼하게 해 핵심 체력을 키우기 때문이다. 아령을 들고 팔꿈치를 구부렸다 펴는 동작만 반복하는 게 아니라 코어부터 전신에 이르기까지 다양한 도구를 써서 단련하는 것이 기능성 트레이닝의 특징이다. 무게를 여러 방법으로 들어 올리는 역도 동작, 무거운 쇳덩이를 휘두르는 케틀벨 스윙, 태아처럼 웅크린 자세에서 시작해 직립 자세로 마무리하는 터키시 겟업, 동물처럼 네발로 걷거나 균형 잡기 등이 기능성 트레이닝의 동작이다. 기능성 트레이닝에서 주로 쓰는 도구로는 케틀벨, 클럽벨, TRX*, 바이퍼, 불가리안 백, 보수bosu

등이 있다. 도구 없이 하는 맨몸 근력 운동과 몸을 다양하게 움직이는 동적 스트레칭도 다중 관절을 쓰고 가동성과 안정성을 기를 수 있게 설계되어 있다면 기능성 트레이닝이라고 할 수 있다. 이 운동들을 배우고 싶다면 '기능성 트레이닝', '펑셔널 무브먼트'와 주로 쓰는 도구를 넣어 '케틀벨 운동' 'TRX 운동' 등을 검색하고 위치, 시설, 강사 이력, 수강생 후기 등을 확인해 보자.

---

* 저항 밴드의 일종. 1997년에 미국 네이비실 부대에서 랜디 헤트릭Randy Hetrick이 주짓수 벨트를 이용해서 만든 것이 시초다.

1. 데드버그dead bug

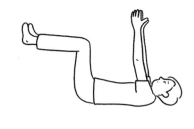

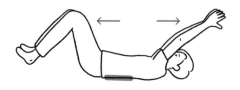

- 매트에 누워 팔을 앞으로 나란히 천장 쪽으로 뻗고, 무릎은 90도 각도로 들어 올린다.
- 허리가 바닥에 다 닿을 수 있게 내린 뒤에 천천히 팔을 머리 위 바닥 쪽으로, 발을 아래쪽으로 내린다.
- 팔과 다리가 서로 멀어질 때 코로 숨을 들이마시고 다시 처음 자세로 모일 때 입으로 숨을 내뱉는다.
- 팔과 다리가 서로 멀어질 때 허리가 바닥에서 뜨지 않도록 하고, 뜰 것 같으면 바로 다시 모은다.

2. 버드독 bird dog

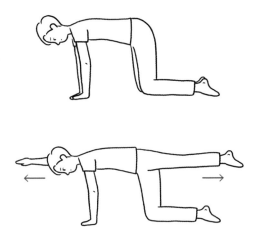

- 매트 위에서 네발 자세를 만든다. 손목, 팔꿈치, 어깨, 무릎과 골반이 바닥과 수직이 되도록 하고 목, 등, 허리가 일직선이 되도록 한다. 발끝이 아니라 발등을 바닥에 댄다.
- 몸통이 흔들리지 않게 균형을 잡으면서 천천히 오른팔과 왼쪽 다리를 곧게 뻗는다.
- 이 상태로 30초에서 1분 정도 천천히 호흡하며 버틴다.
- 반대쪽 팔다리도 똑같이 움직인다.

3. 스위머 swimmer

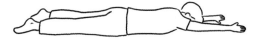

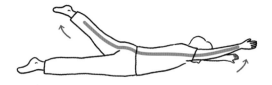

- 매트에 팔다리를 쭉 펴고 엎드린다.
- 천천히 숨을 내쉬면서 오른팔과 왼쪽 다리를 위로 올렸다 내린다.
- 반대편 팔다리도 똑같이 움직인다.

4. 횡격막 호흡

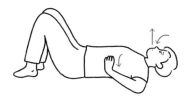

- 매트에 무릎을 세우고 눕는다. 무릎이 너무 안쪽으로 모이거나 바깥쪽으로 벌어지지 않도록 한다.
- 양손을 갈비뼈 옆에 대고, 코로 숨을 들이마시고 입으로 숨을 내쉰다. 코로 숨을 들이마실 때 몸통을 팽창시켜 갈비뼈로 손을 밀어낸다는 느낌이 나도록 한다.
- 숨을 내쉬는 시간을 들이마시는 시간보다 1.5배 더 길게 한다.
- 숨을 들이마실 때 어깨가 올라가지 않도록 주의한다.

5. 사이드 플랭크 side plank

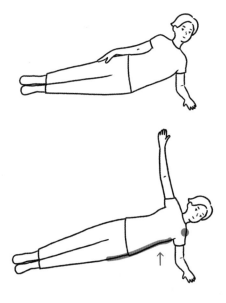

- 매트에 옆으로 누워 팔꿈치를 바닥에 대고 가슴부터 무릎까지 일직선으로 만든다.
- 팔꿈치로 체중을 지탱하면서 몸통을 일자로 들어 올린다.
- 30초 이상 무릎을 대고 버틸 수 있으면 무릎을 펴고 한다.
- 팔꿈치와 어깨가 바닥과 수직을 이루게 하고, 머리가 바닥으로 떨어지지 않게 주의한다.

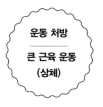

운동 처방
━━━
큰 근육 운동
(상체)

1. 팔굽혀펴기

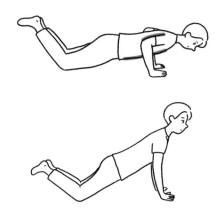

- 처음에는 무릎을 바닥에 대고 하면 안전하다. 손목과 어깨가 좋지 않다면 벽에 대고 하는 팔굽혀펴기로 대체한다.
- 집게손가락이 정면을 향하게 양손을 가슴 옆에 대고 엎드린다.
- 가슴의 힘을 최대한 이용해 팔을 쭉 펴면서 몸을 들어 올린다.
- 몸통을 내리는 동안 양손 사이에 가슴 중앙 정도가 위치할 수 있게 한다. 양손의 위치가 쇄골, 어깨 높이에 있으면서 몸통이 내려가면 어깨를 다칠 수 있다.
- 내려갈 때는 날개뼈를 모으고, 올라갈 때는 날개뼈가 자연스럽게 풀리게 한다.
- 정확한 자세로 하기 어렵다면 바닥에 완전히 엎드렸다가 상체를 일으키는 것으로 미는 힘부터 키워도 좋다.

2. 앉아서 밴드 당기기

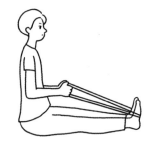

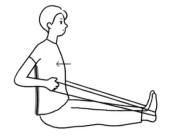

- 무릎을 펴고 상체를 똑바로 세운 채 매트에 앉아 두 발바닥에 밴드를 걸고 양손으로 밴드가 살짝 팽팽한 느낌이 들게 잡는다.
- 숨을 내쉬면서 양손으로 밴드를 당긴다. 가슴을 펴면서 날개뼈 사이가 좁아지는 느낌으로 하고, 당길 때 숨을 내쉰다.
- 제자리로 돌아올 때는 밴드의 저항을 버티면서 천천히 팔을 뻗는다.

3. 앉아서 누웠다 일어나기 <small>sit up</small>

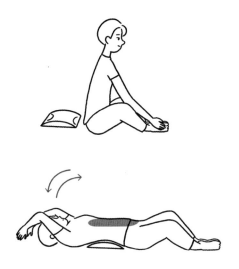

- 나비 자세로 발바닥끼리 붙여서 앉는다.
- 천천히 팔을 머리 위로 올리며 뒤로 눕는다.
- 팔을 아래로 내리는 반동으로 상체를 일으켜 처음 자세로 돌아온다.

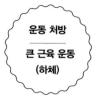
1. 엉덩이 접기 hip hinge

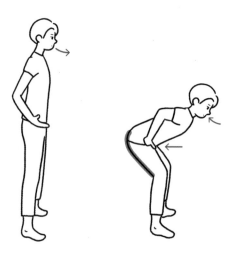

- 골반과 허벅지가 만나는 부분(삼각팬티 라인)에 양 손날을 댄다. 손날로 그 부분을 강하게 누르면서 엉덩이를 뒤로 뺀다.
- 무릎이 앞으로 나오지 않게 하고 엉덩이를 뒤로 빼면서 상체를 숙이면 자연스럽게 배와 허벅지가 가까워지는 자세가 나온다.
- 체중은 발뒤꿈치 가까운 쪽으로 싣는다. 엄지발가락을 들어 보면 발뒤 꿈치 쪽으로 체중이 실렸는지 확인할 수 있다.
- 엉덩이를 뒤로 접으면서 코로 숨을 들이마시고, 엉덩이를 펼 때 입으로 숨을 짧게 뱉는다.

2. 앉았다 일어나기_{squat}

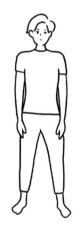 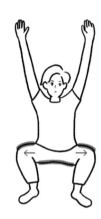

- 발을 어깨너비로 벌리고 발끝은 살짝 바깥으로 돌린 자세로 선다. 시선은 정면보다 약간 위쪽에 두고, 고개를 숙여 바닥을 보지 않도록 한다.
- 무릎과 발끝의 방향을 같게 해 무릎이 안쪽으로 말리지 않게 하며 유연성이 허락하는 선에서 천천히 엉덩이를 무릎 아래까지 깊게 내렸다가 일어난다.
- 발뒤꿈치 쪽에 체중이 실리게 한다.
- 내려갈 때 팔을 올리고, 일어나면서 팔을 내린다.
- 내려가면서 숨을 들이마시고, 일어나면서 내쉰다.

3. 옆으로 누워 다리 들어 올리기|lying side kick

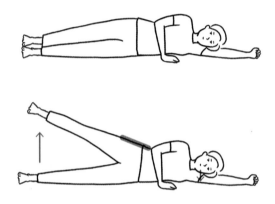

- 몸통과 다리가 일직선이 되도록 해 옆으로 매트에 눕는다. 한쪽 팔꿈치를 바닥에 대고 반대편 손바닥으로 복부 앞 바닥을 짚어 균형을 잡는다.
- 위쪽에 있는 다리를 편 채 발끝이 정면을 향하게 하고 위로 들어 올린다.
- 들어 올리는 다리 쪽 엉덩이가 아니라 옆구리에 자극이 온다면 일어나서 벽에 손을 대고 옆으로 다리를 들어 올리는 동작으로 바꾸거나 팔꿈치 말고 겨드랑이가 바닥에 닿게 완전히 옆으로 눕는다.
- 다리를 올릴 때 숨을 내쉰다.

5. 혼자일 때는 순환 운동

1년 이상 근육운동 경험자를 위한 홈트

집에서 혼자 운동할 수밖에 없다면 어떻게 해야 할까? 운동에 대해 잘 모르는 초보자라면 가까이에 있는 운동 센터에서 안전하게 운동을 시작하기를 권한다. 운동은 같은 동작을 반복하는데, 잘못된 동작을 반복하면 몸에 부담이 된다. 평소에 걷기, 달리기, 등산, 자전거 타기 같은 운동을 해도 근육운동을 해본 적이 없다면 트레이너에게 기초부터 차근차근 배우는 것이 좋다.

1년 이상 근육운동을 해 봤고, 몸에 통증이나 특별한 질환이 없다면 집 안 거실에서도 할 수 있는 순환 운동을 해 본다. 순환 운

229

6부 • 운동이 삶을 바꾼다

동은 근육량을 늘리기보다는 지구력과 근력을 기르는 데 알맞은 운동 방법이다. 예를 들어, 하체 운동을 끝낸 뒤 복근 운동을 하는 게 아니라 여러 부위의 운동을 돌아가면서 하는 것이다. 중간에 팔벌려뛰기나 제자리 달리기 같은 유산소 운동을 섞어서 하면 심폐지구력 훈련도 된다.

지구력과 근력을 기르는 순환 운동

- 준비물: 요가 매트, 튜빙 밴드
- 반복 횟수는 컨디션과 강도에 따라 조절할 수 있다. 강도를 올리고 반복 횟수를 줄이는 방법이 관절에 무리를 덜 줄 수 있다. 예를 들어, 무릎을 대고 팔굽혀펴기를 15회 이상 할 수 있다면 무릎을 펴서 난이도를 높이는 대신 반복 횟수는 8~10회로 줄이는 것이다.
- 2, 3주 단위로 운동의 종류와 강도를 조절해야 한다.
- 밴드는 짧게 잡을수록 늘이기가 어려워지는 특성을 이용해 강도를 조절한다.
- 동작을 할 때 아프거나 불편한 느낌이 들면 중단한다.
- 근육을 풀어 주는 마사지와 스트레칭도 중요하다.

주 2회 순환 근력 운동의 예

		운동	횟수: 3라운드 (1~6번 운동까지 3회 반복)	목표 부위/체력 요소
첫째 날 (상체)	1	팔벌려뛰기(jumping jack)	20~30	• 팔을 위로 올리면서 뛰는 동작으로 팔을 풀어 주며 유산소 운동을 할 수 있다.
	2	팔굽혀펴기(push up)	15~20	• 가슴, 어깨, 삼두근을 단련하는 복합 관절 운동.
	3	밴드 이두근 운동(band biceps curl)/삼두근 운동 (triceps extension)	15~20	• 이두근과 삼두근 단련 • 라운드별로 이두근 운동과 삼두근 운동을 번갈아 한다.
	4	엎드려 상체 들어 올리기 (back extension)	15~20	• 몸을 뒤로 젖히는 근육들을 단련한다. • 등, 허리 근육 강화.
	5	밴드 어깨 옆으로 나란히 (band lateral raise)	10~15	• 어깨 측면 근육 강화.
	6	윗몸일으키기(crunch)	25~30	• 복부 가운데 상복부 강화.

		운동	횟수: 3라운드 (1~5번 운동까지 3회 반복)	목표 부위/체력 요소
둘째 날(하체)	1	빠른 속도로 제자리 달리기	30초	• 유산소 운동.
	2	앉았다 일어나기 (squat)	15~20	• 자세에 따라 주로 훈련되는 부위는 조금씩 달라지지만 기본적으로 대퇴사두근, 햄스트링, 허리, 종아리, 엉덩이 근육을 강화하는 복합 관절 운동. • 무릎이나 허리가 아프면 중단한다.
	3	옆으로 누워 다리 들어올리기 (lying side kick)	15~20	• 중둔근처럼 다리를 옆으로 들어 올리는 근육 단련. • 밴드를 발목에 묶고 하면 강도를 높일 수 있다.
	4	누워서 엉덩이 들어 올리기 (hip bridge)	20	• 엉덩이, 허리, 햄스트링 단련. • 허리가 아프면 중단한다.
	5	누워서 무릎 가슴 쪽으로 당기기 (reverse crunch)	20~30	• 복부 가운데 하복부 강화. • 허리에 무리를 주지 않게 주의한다.

혼자 운동할 때 주의할 점

- 큰 근육을 먼저 단련한다. 상체에서는 가슴과 등, 하체에서는 허벅지와 엉덩이가 큰 근육이라고 할 수 있다. 팔이나 종아리 운동을 먼저 해서 근육을 지치게 하면 몸이 떨려서 큰 근육 운동을 하기가 어려워진다.

- 준비운동과 정리운동을 한다. 준비운동의 중요성은 많이 알지만 정리운동은 소홀히 하는 경향이 있다. 운동을 마칠 때는 심박 수와 호흡을 서서히 안정하는 정리운동을 한다. 근육운동은 척추에 압박을 주는 동작이 많아서 허리와 골반을 풀어 주는 스트레칭을 하는 것이 중요하다. 철봉이 있다면 거기 매달리는 동작으로 척추가 이완할 수 있고, 누워서 한다면 기지개를 켜고 무릎을 세워 좌우로 움직이는 와이퍼 스트레칭과 이상근 스트레칭이 도움이 된다.

- 거울을 보거나 자기 모습을 동영상으로 촬영해서 확인해 보면 생각과 다르게 움직이지 않는지 확인할 수 있다.

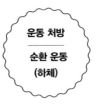
1. 앉았다 일어나기|squat

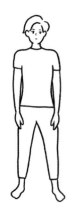
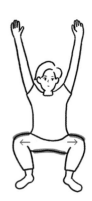

- 발을 어깨너비로 벌리고 발끝은 살짝 바깥으로 돌린 자세로 선다.
- 시선은 정면보다 약간 위쪽에 두고, 고개를 숙여 바닥을 보지 않도록 한다.
- 무릎과 발끝의 방향을 같게 해 무릎이 안쪽으로 말리지 않게 하며 유연성이 허락하는 선에서 천천히 엉덩이를 무릎 아래까지 깊게 내렸다가 일어난다.

2. 옆으로 누워 다리 들어 올리기 |lying side kick

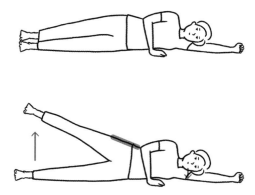

- 몸통과 다리가 일직선이 되도록 해 옆으로 매트에 눕는다. 한쪽 팔꿈치를 바닥에 대고 반대편 손바닥으로 복부 앞 바닥을 짚어 균형을 잡는다.
- 위쪽에 있는 다리를 편 채 발끝이 정면을 향하게 하고 위로 들어 올린다.

3. 누워서 엉덩이 들어 올리기 hip bridge

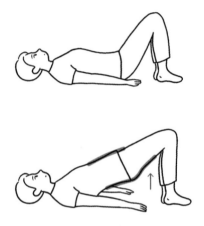

- 누운 상태에서 무릎과 발을 11자가 되도록 세운다.
- 엉덩이를 들어 올려 무릎에서 가슴까지 일직선을 만든 뒤 천천히 내려
  온다.

4. 누워서 무릎 가슴 쪽으로 당기기 reverse crunch

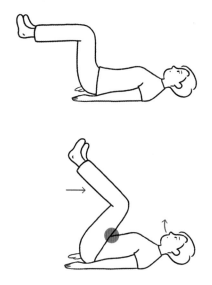

- 누운 자세에서 허벅지를 세우고 무릎을 접는다.
- 숨을 내쉬며 천천히 엉덩이를 말아 올렸다 내린다.

6. 쇼핑 카트 밀 때도 가슴근육이 필요하다

잠든 용, 가슴근육을 깨우자

어깨, 팔꿈치, 손목의 관절을 잘 쓰려면 그 주변에 있는 큰 근육이 제구실을 할 만큼 튼튼해야 한다. 큰 근육 사용법을 모르면 삽으로 할 일을 숟가락으로 하는 것과 같아 더 힘들고 더 오래 해야 한다. 작은 근육과 관절을 심하게 쓰면서 비효율적으로 움직이게 되고, 무거운 문을 밀거나 당길 때처럼 한 번에 큰 힘을 내야 할 때 제대로 힘을 쓰지 못한다.

그런데 여성들은 가슴근육을 사용하는 데 익숙하지 않다. 중학교 1학년 여학생들을 대상으로 수업할 때 "여러분, 가슴에 있는 근육을 사용하세요!"라는 말에 다들 "가슴에 근육이 있어요?" 하고 깜짝 놀라는 것을 보고 내가 더 깜짝 놀랐다. 여성의 가슴은 섹슈얼리티나 모성의 상징으로만 언급되지, 그 안에 중요한 근육이 있다는 사실에 대해서는 다뤄지지 않는다.

우리 몸의 큰 근육들 중 하나인 가슴근육(흉근)은 밀어내거나 위팔을 벌리는 기능을 한다. 격투기에서는 쥐어짜는 근육으로서 상대를 잡고 조르고 끌어안을 때 사용되며, 구석으로 몰렸을 때 상대를 밀어내는 힘을 낸다. 그리고 주먹으로 치는 모든 동작에 쓰인다.

일상생활에서는 가슴근육을 쓰는 경우가 많지 않아서 처음 운동할 때는 가슴에 자극이 오는 느낌을 받기 어렵다. 그래서 가슴근육을 단련하는 대표적 운동인 팔굽혀펴기를 처음 하는 사람들은 팔 힘으로만 몸을 일으키려 애쓰고, 이름과 달리 이 운동이 사실 가슴운동 중 하나라는 것은 잘 모른다. 팔굽혀펴기와 같은 움직임을 일상에서 찾아보면 유모차나 카트를 밀 때, 주차장에서 내 차 앞을 막은 차를 밀 때, 무거운 문을 밀어서 열 때 등 여러 상황이 있다.

내가 진행하는 운동 수업에서는 가슴근육을 단련하는 동작이 일주일에 한 번 이상 반드시 들어간다. 주로 맨몸 운동인 팔굽혀펴기와 바벨이나 덤벨을 이용한 체스트 프레스chest press를 한다. 그

밖에 버피burpee(바닥에 엎드렸다 일어나는 동작), 자벌레 운동(자벌레가 기어가는 모습처럼 양손과 양발을 바닥에 대고 기어가는 동작) 등 가슴근육을 쓸 수 있는 다양한 동작을 매 수업에 넣는다.

운동을 설계할 때 가슴근육을 자극하고 단련하는 움직임을 중요하게 여기는 것이 물론 건강과 체력 향상을 위해서지만, 다른 중요한 이유가 또 있다. 여성에게 가슴 운동이 특별한 의미가 있다고 생각하기 때문이다. 앞에서 말했듯이 통념상 여성의 가슴은 성적 코드로서 '유방'과 모성의 상징인 '젖'이지, 근육과 힘을 나타내지는 않는다. 반면 남성의 가슴은 남성다움과 힘을 상징한다. '탄탄하고 두툼한 가슴'을 만들기 위해 많은 남성들이 오늘도 벤치에 누워 바벨을 들어 올리거나 케이블을 잡고 날갯짓을 한다.

여성이 남성처럼 가슴근육 운동에 공을 들이는 경우는 드물다. 유방과 젖에 가려진 여성의 가슴은 마치 깊은 잠에 빠진 용처럼 고요하다. 잠든 용이 깨어난다면 입으로 불을 뿜듯 팔다리의 모든 움직임에 활활 타오르는 힘이 뻗치고, 바닥을 뚫고 하늘로 솟구치는 용틀임처럼 자신을 짓누르는 억압을 밀어내며, 비루한 자들을 조르고 비틀어 버릴 것이다!

가슴근육을 깨우는 운동

팔굽혀펴기는 도구 없이 맨몸으로 하는 훌륭한 상체 운동으로 널리 알려졌지만 쉽게 할 수 있는 운동은 아니다. 체중을 팔로 지탱하며 몸을 일직선으로 유지한 채 바닥으로 내렸다가 다시 일으키는 움직임을 제대로 하려면 많은 힘이 필요하다. 손목, 팔꿈치, 어깨 관절에 무게가 실리기 때문에 손목이나 어깨가 약하면 바닥에서 동작을 하기가 어렵다. 몸을 아래로 끌어내리는 중력을 버티며 몸을 일직선으로 유지하려면 자기 체중을 받칠 만한 근력이 있으면서 몸의 중심인 허리가 튼튼해야 한다. 이런 조건을 다 갖춘 사람이라면 바로 여러 가지 팔굽혀펴기를 시도해도 좋다. 하지만 그렇지 않은 사람이 훨씬 많기 때문에 팔굽혀펴기보다 한 단계 앞의 대체 운동이 필요하다.

정확한 자세로 하면 안전할 거라고 생각할 수도 있는데, 반은 맞고 반은 틀린 생각이다. 우선 '정확한 자세'라는 것을 취할 수 있는 몸(상태 또는 체형)과 그렇지 않은 몸이 있다. 그리고 '정확한 자세'에 앞서 그 움직임을 '무엇을 위해 하는지(운동의 목적)'가 분명히 설정되어 있어야 한다. 이 두 가지가 확실하다면 정확한 자세로 수행할 수 있다.

내가 전에 다니던 체육관 코치는 팔굽혀펴기를 할 때 머리부터 발까지 일직선을 유지하지 못하고 허리가 처진다거나 머리와 어깨부터 들어 올린 다음에 엉덩이를 올리는 사람들을 보고 '소녀 푸시업'을 한다고 했다. 힘이 없어서 동작이 무너진다며, 그런 팔굽혀펴기는 소녀들이나 한다고 말이다. 팔굽혀펴기 동작을 어려워하는 사람과 어린 여성을 동시에 비하한 것이다. 그 코치가 요구하는 일직선 자세로 팔굽혀펴기를 할 수 있는 사람은 많지 않다. 안 되는 동작을 억지로 하다 어깨를 다칠 수도 있다. 어깨를 보호하기 위해 팔꿈치를 몸통에 딱 붙이고 동작을 하라고 가르치는 경우도 있는데, 몸통 쪽으로 팔꿈치를 너무 붙이면 손목 바깥쪽에 무리가 갈 수도 있으며 여성에게는 물리적으로 불편할 수 있는 자세다. 체육관마다 트레이너마다 올바른 자세라고 알려 주는 것이 다를 수 있음을 기억하고, 각자 체형과 체력에 맞춰 트레이너와 상의하며 동작을 수정해야 안전하다.

손목 통증 같은 이유로 팔굽혀펴기를 하기 어려운 상황일 때는 도구나 체스트 프레스 머신을 이용한 운동으로 가슴근육을 자극할 수 있다. 체스트 프레스는 바닥이나 벤치에 누워 손으로 무게를 들어 올리는 동작이다. 체스트 프레스를 머신웨이트 운동(몸을 기구에 고정하고 기구에 미리 세팅된 각도에 맞춰 움직이는 운동)으로 할 경우엔 기계에 손잡이가 있고 움직이는 각도가 정해져 있어서 다칠 염려가 적다는 장점이 있다. 반면 프리웨이트 운동(바벨,

덤벨, 케틀벨 같은 중량물을 자유로운 궤적으로 움직이는 운동)으로 하는 체스트 프레스는 각도가 정해져 있지 않아 초보자가 혼자 하기에는 위험하다. 그나마 바닥에서 하면 팔꿈치가 바닥 밑으로 내려가지 않지만 박스나 벤치에서 하면 몸보다 팔꿈치가 아래로 내려가기 때문에 주의하지 않으면 어깨를 다치거나 무게에 깔릴 위험이 있다.

이 밖에도 주의할 것이 있다. 바벨을 이용한 체스트 프레스를 할 때 바벨을 가슴 중앙으로 내렸다가 올려야 하는데, 여성들은 무의식적으로 가슴이 나온 부분을 피해 쇄골이나 배 쪽으로 바벨을 내릴 때가 많다. 그래서 나는 항상 시범을 보일 때 가슴이 눌리는 것을 신경 쓰지 말고 그대로 가슴 중앙을 향해 바벨을 내리라고 강조한다.

1. 바벨 체스트 프레스barbell chest press

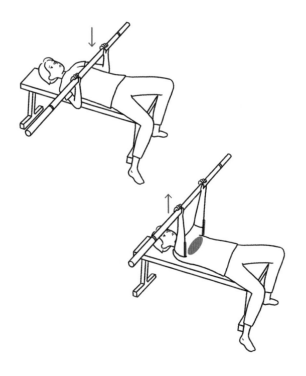

- 벤치에 누워 양쪽 날개뼈를 등에 모아 붙이는 느낌으로 고정한다.
- 팔을 어깨보다 약간 넓게 벌려 바벨을 잡고 가슴 중앙으로 내렸다 올린다.

2. 팔굽혀펴기

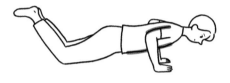

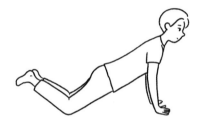

- 집게손가락이 정면을 향하게 양손을 가슴 옆에 대고 엎드린다.
- 가슴의 힘을 최대한 이용해 팔을 쭉 펴면서 몸을 들어 올린다.

7. 근력이 여성 삶의 질을 결정한다

팔벌려뛰기가 싫은 여성들

"내 또래 여자들은 팔벌려뛰기를 못해."

운동이 끝날 무렵 수강생 한 명이 내게 와서 작게 말했다. 자세한 얘기는 못 나눠서 팔벌려뛰기jumping jack를 못하는 이유는 듣지 못했다. 나중에 이유를 묻고 싶었지만 그 뒤로는 그분이 나오지 않아 나 혼자 중년 여성들이 팔벌려뛰기를 못한다는 말의 의미를 계속 생각했다. 발목이나 무릎의 통증과 균형감 저하, 내장 기능의 문제 등 점프를 하기 어려운 이유는 다양하다. 그래서 40~50대 회원들에게는 팔벌려뛰기의 대체 동작을 알려드렸다. 그러다 시간이 좀 지난 어느 날 상담 중에 중년 여성 회원에게 이런 말을 들었다.

"이번 혈액검사는 전보다 좋게 나왔는데, 요실금이 안 고쳐져서 죽겠어요. 팔벌려뛰기 하는 날은 운동이 너무 싫다니까."

이때, 조용히 말하고 사라진 분이 퍼뜩 생각나면서 죄송한 마음이 들었다. 문제는 요실금이었다! 사실 여성들은 40대를 지나면서 슬슬 시작되는 갱년기 증상, 오십견, 허리 통증, 족저근막염, 방광염 등으로 머리, 어깨, 무릎, 발에 아픈 데가 늘어난다. 그래서 30대까지는 운동과 담쌓고 지내던 사람도 40대가 되면 건강 때문에 운동을 시작한다. 운동을 통해 삶이 달라졌다고 말하는 분들도 대개 젊은 사람이 아니라 중년층이다. 이들은 어떻게 운동을 해서 삶이 달라졌을까?

2014년에 처음 운동하러 오신 50대 초반의 보림 님은 요실금 때문에 수술 빼고 안 해 본 게 없다고 했다. 몇 년 동안 병원에 다니면서 운동도 여러 가지를 해 봤지만 별 소용이 없었는데, 전신 근력 강화를 위한 운동 수업에 2년 넘게 매주 두세 번씩 꾸준히 참여하면서 요실금 증상이 호전돼 삶의 질이 크게 높아졌다고 했다.

"케겔 운동? 소용없는 거 같아요. 정말 안 해 본 게 없어요. 병원에서 하라는 건 다 했거든. 근데 선생님, 내가 봤을 때 요실금에는 크게 움직이는 근육운동이 더 좋은 것 같아요. 무거운 것 들고, 앉았다가 일어나고, 역도 같은 운동을 하면서 훨씬 좋아졌거든요."

점프 동작이 있는 날에는 운동하러 오기도 싫다던 보림 님은 이제 증상이 많이 호전되어 팔벌려뛰기뿐만 아니라 스텝박스도 거뜬히 뛰어넘을 정도다. 과거의 보림 님과 비슷한 고민을 하는 분들이 운동 수업에 많이 오는데, 이분들에게 패드를 착용하고 운동하라고 권한다. 뼈, 근육, 관절은 괜찮은데 요실금 때문에 뛰는 동작을 아예 안 하면 오히려 증상이 악화될 수 있기 때문이다. 케겔 운동을 하면 되지 않느냐는 분들이 있지만, 그게 요실금 문제의 정답이 되진 못한다.

케겔 운동, 즉 회음부 운동은 1940년대 미국의 산부인과 의사 아놀드 케겔이 질 근육을 강화해 요실금을 치료하려고 개발한 뒤 여성들에게 많이 권장되고 있다. 인터넷으로 케겔 운동 방법에 관한 자료를 찾아보면 '여성들에게 많은 이점' '출산 후 회음 절개 부위의 빠른 회복에 도움' '요실금 방지' '부부 관계에 도움' 등 이 운동의 장점만 보인다. 운동 방법은 여러 가지인데, 그 핵심은 소변을 참을 때처럼 질을 잠깐 수축했다가 힘 풀기를 반복하는 것이다. 이때 질 근육만 수축하고 다리와 엉덩이 근육은 움직이지 않게 한다. 이렇게 국소적인 회음부의 근육 수축 운동을 하루에 몇 십 번 반복하는 것이 정말 좋을까?

행복한 골반을 위하여

움직임도 음식과 마찬가지로 하나 또는 몇 가지 요소의 조합만으로는 좋을 수 없다는 '움직임 영양소' 개념을 제시한 생체역학자 보우만은 케겔 운동에 대해 비판적이다. 그리고 열대지방 어린아이들에게서 잘 보이는 단백질 결핍성 영양실조, 콰시오커병을 예로 든다. 이 병은 고구마 같은 녹말질을 많이 먹고 단백질은 적게 섭취할 때 생기는데, 단백질을 적게 먹어서 문제가 아니라 영양소 간 비율이 깨져서 병이 된다. 똑같이 적은 단백질을 먹어도 섭취한 칼로리의 총량이 적은 아이들은 이 병에 걸리지 않기 때문이다.

움직임도 그렇다. 같은 자세를 너무 오래 취하거나 계속 걷기만 하고 근력 운동을 전혀 안 하면 움직임 간의 비율이 깨지면서 몸에 문제가 생긴다. 따라서 회음부 근육이 약하다고 질 주변 근육의 고립된 수축 운동만 반복하는 것은 오히려 골반 근육의 지나친 긴장 때문에 다른 문제를 일으킬 수 있다. 보우만은 골반저 건강을 위해서라면 케겔 운동을 (자연스럽게 앉는 동작) 스쿼트로 바뛰야 한다고 했다. 우리 몸에서 폭넓게 기능하는 골반저를 긴장 상태로 유지하는 것은 골반저의 다양한 임무 수행에 방해가 되기 때문이다. 결국 보우만은 행복한 골반을 위해 '모든 것을, 언제나 하도록 하라'면서 다양하고 조화로운 움직임의 중요성을 강조한다.

나도 보우만의 의견에 동의한다. 그래서 요실금을 호소하는 사람들에게 케겔 운동만 하기보다는 몸의 전반적 컨디션을 끌어올릴 수 있는 운동을 하는 것이 더 중요하다고 말한다. 스쿼트, 팔굽혀 펴기, 당기기, 매달리기, 들어올리기, 누웠다가 일어나기 등 우리가 어린아이였을 때 즐겨 하던 동작들이 질 주변만 조였다 풀기를 반복하는 케겔 운동보다 훨씬 빠르게 증상을 개선할 수 있다. 만일 여러 질환 때문에 서거나 앉아서 하는 근력 운동을 하기 어렵다면 밴드나 다른 도구를 이용해 누워서 하는 운동으로 대체할 수 있다.

8. 70대에도 근력 운동은 필수

운동은 배신하지 않는다

"아유, 요즘 어디서 일해? 왜 그렇게 안 보여?"

전화를 받자마자 오 할머니의 정겨운 호통이 들려왔다. 5년 동안 매주 두 시간씩 꼬박꼬박 운동을 가르치던 어린 선생이 일을 그만뒀다고 (어르신들 운동 시간에) 코빼기도 안 보이니, 가끔 전화로 이렇게 서운한 마음을 내비치신다. 오 할머니를 처음 만난 때는 2013년 겨울과 2014년 봄 사이인 것 같다. 당시 연세가 70대 중반에 땅딸막하고 등이 좀 굽어 있었다. 안 아픈 데가 없다고 하소연하면서 앉았다 일어날 때마다 "아이고!" 소리를 잇따라 내뱉

251

던 분이다.

"나는 잘하는 게 목표가 아녀. 여기 출석하면 그걸로 100점이야."

오 할머니는 협착증·측만증·퇴행성 관절염·오십견 등으로 허리·어깨·무릎 모두 시술이나 수술을 받았고, 매일 한의원에 가서 침과 찜질로 통증을 달래는 생활을 하고 있었다. 그러다 어르신들에게 낙상 예방 운동을 가르쳐 준다는 소식에 성당 친구들과 몇 년 만에 운동을 해 보기로 마음먹고 나선 것이다.

처음 몇 달 동안은 일주일에 두 번, 지하철로 두 정거장이 떨어진 운동 센터까지 오가는 것 자체가 오 할머니의 최고 목표였다. 더운 날이나 비 오는 날에도 거의 빠짐없이 출석했다. 오히려 내가 무리해서 오시지는 말라고, 병나면 어떡하냐고 말릴 정도였다. 그나마 운동은 무리하지 않고 남들이 하는 동작을 따라 할 수 있는 만큼만 했다. 다른 사람 눈에는 쉬엄쉬엄하는 것같이 보였겠지만 그만큼 움직이기도 어려워서 당시 오 할머니는 진땀을 뺐다. 그렇게 몇 달을 보내고 나니 오 할머니는 대부분의 운동을 따라 할 수 있게 되었고, 움직임도 눈에 띄게 좋아졌다. 오 할머니와 같이 오신 다른 할머니 네 분도 서서히, 하지만 뚜렷하게 좋아졌다. 오 할머니의 성당 형님인 지 할머니는 양 무릎 수술을 하고 무릎을 거의 못 구부리는 상태로 센터에 왔다. 당연히 지 할머니도 몸이 허락하는 만큼만 움직이기를 꾸준히 했더니, 무릎이 다 구부러지고 가벼운 점프까지 할 만큼 좋아졌다. 지 할머니가 처음 점프하던 날에는 다 같이 박수를 치며 축하했다.

지 할머니와 오 할머니는 매일 출근하다시피 가던 한의원에 안 가게 돼 정말 좋다고 했다. 이 말을 들은 어르신 몇 분도 "나도!" 하고 손을 번쩍 들면서 말했다. "정형외과하고 한의원 가서 매일 같이 찜질하고 물리치료 했는데, 이제 그렇게 자주 가진 않게 됐어." 그리고 폼롤러가 효녀라는 누군가의 말에 모두 깔깔거렸다. 운동은 어느 나이에 시작해도 효과적이라는 사실을 몸으로 증명한 할머니들! 형님, 동생 하며 동네에서 몇 십 년 동안 같이 아이를 키우고 성당에 다니며 살아오신 할머니들의 모습을 보면서 내 70, 80대를 생각하게 된다. 시간이 지나면 할머니가 될 나도, 내 친구들도 이분들처럼 미운 정, 고운 정 든 오랜 친구들과 함께 나이 들고 싶다. 사실 운동이 신체에 주는 물리적인 효과가 있지만, 매주 만날 때마다 오랜만이라면서 잘 지냈냐고 인사하는 사람들과 정기적으로 시간을 보내는 관계의 효과가 더 클 수도 있지 않을까?

넘어질 수밖에 없다면 잘 넘어지기

운동하러 꼬박꼬박 오던 분들이 한참 안 보이면 무슨 일이 있을까 봐 걱정이 된다. 나이가 많은 분들이라 백내장, 어깨, 무릎, 허리 수술 등 못 오는 이유가 건강 문제일 때가 많다. 장난스러운 역정으로 사람들에게 웃음을 주던 1934년생 허 할머니가 보름이 넘도록 나오지 않아 연락했을 때도 목욕탕에서 넘어졌다는 말에 깜짝 놀랐다. 평소처럼 동네 목욕탕에 갔다가 발을 헛디뎌 뒤로 넘어졌는데, 바닥에 머리를 부딪치기 직전에 몸을 획 돌려 오른쪽 어깨로 쾅 떨어졌다고 했다.

"내가 운동을 해서 머리 대신 어깨로 떨어진 거야."

어깨를 다쳤지만 머리로 떨어졌으면 정말 큰일 날 뻔했다며 곧 다시 운동하러 나가겠다고 했다. 그리고 두어 달 뒤에 다시 나와 살살 운동을 시작했고 조금씩 또 몸이 좋아졌다.

나이 든 분들 중에서는 수술이나 시술을 안 한 경우가 없고, 고혈압약이나 당뇨약을 복용하는 분도 많다. 통증과 질환을 달래며 그것들과 함께 살아가야 하는 분들에게 적절한 강도의 운동은 꼭 필요한 약이다. 수술을 앞두고 체력을 키워 놓기 위해 열심히 운동하는 분들도 많다. 응급이 아닌 이상 수술은 할지 말지를 결정하는 데만도 시간이 오래 걸릴 때가 많다. 그러다 수술하기로 결심하고는 수술 잘 받을 체력을 기르기 위해 운동하는 것이다.

몇 십 년 동안 운전기사로 일한 신 할머니와 떡볶이집을 했다는 추 할머니는 직업병인 무릎과 허리의 만성 통증으로 오래 고생했다. 두 분 모두 병원에서 수술을 권했는데, 혹시 운동으로 괜찮아질까 싶어서 센터에 나온 경우다. 물론 자가근막이완 마사지와 근력 운동이 만성 통증을 줄이는 데 효과적이지만 만병통치약은 아니다. 오히려 수술을 몇 년씩 미루다가 상황이 안 좋아지는 경우도 있다. 이분들께도 이런 사실을 설명하고 믿을 만한 의사를 찾아가서 다시 진료를 받아 보시라고 권했다. 이럴 때는 믿을 수 있는 의사를 찾는 일이 관건이다.

비슷한 증상으로 먼저 수술한 분들의 이야기도 들어 보면 좋다. 동네 노인들이 모인 곳에서는 정형외과, 재활의학과, 한의원에 대한 고급 정보를 구할 수 있다. ○○병원은 무조건 수술하라고 한다, △△는 너무 비싸다, 아무개 선생님한테 가 보라는 등 자기 일처럼 나서서 알려 주려고 하는 분들이 많다.

또 관련 분야 전문의가 아니라도 자주 가는 의원의 원장님에게 의견을 물어볼 수 있으면 좋다. 이렇게 환자였던 사람, 의료인, 노인에게 오랫동안 운동을 가르쳐 본 트레이너의 의견들을 다각도로 들어 보고, 두 군데 이상의 병원에서 진료를 받고 결과를 종합해서 깊이 생각한 뒤 수술 여부를 결정하면 좋다. 검사만 받으러 갔다가 그날 시술까지 하거나 수술 날짜를 잡고 오는 일은 꼭 피해야 한다. 응급 상황이 아니라면 수술이나 시술 전에 앞에 말한 것과 같이 다양한 정보를 확보하는 시간이 있어야 한다.

보행의 자유를 넘어서는 것

걷기가 최고의 운동이라는 말을 많이 한다. 일면 맞는 말이지만 인간이 걷기만 하지는 않는다. 일상을 살아가기 위해 물건을 나르고 자리에서 앉았다 일어나며 일도 해야 한다. 걷는 것이 최종 목표라고 생각하지는 말자. 걸을 수 있다면 조금씩 움직이는 범위와 시간을 늘려, 몸을 살살 달래 가며 운동을 해야 한다. 그래야 근력을 어느 정도 유지하며 넘어지지 않을 수 있고, 넘어지더라도 허 할머니처럼 덜 다칠 수 있다. 체력이 떨어지는 건 면역력이 떨어지는 것과도 같다. 면역력을 유지하기 위해서라도 사람들과 함께 하는 그룹 운동, 균형 잡힌 식사가 필요하다.

근력 운동은 필수적이다. 평균연령이 일흔을 훌쩍 넘는 노인들을 대상으로 체력을 측정해 보면 체력 수준이 30대부터 80대 이상까지 큰 폭으로 갈라진다. 의료계에서는 같은 연령대 노인들의 신체 능력이 이렇게 다른 이유로 근감소증을 든다. 근감소증은 골다공증, 알츠하이머병과 같이 예방하고 관리해야 하는 질환이다. 근감소증을 치료할 약물은 아직 없고, 단백질·비타민 D·비타민 B·칼슘 등을 섭취할 수 있는 식단과 꾸준한 근력 운동으로 근육이 줄어드는 속도를 늦춘다. 근육은 몸을 움직이게 할 뿐만 아니라 체온과 혈압·혈당·콜레스테롤을 적절한 상태로 유지시킨다. 우리 몸에서 지방을 제외한 근육과 뼈 등을 제지방이라고 하는데, 제지방이 10퍼센트 줄면 면역력이 떨어져서 바이러스에 감염될 확률이 높아지고, 30퍼센트가 줄면 앉거나 서는 것이 힘들어지고 폐렴을 앓을 수 있다. 체내에서 지방과 당을 충분히 연소시키지 못해 당뇨와 이상지질혈증이 생길 위험이 높아지고, 치매에 걸릴 확률도 높아진다. 이를 막기 위해 근력 운동, 특히 하체 운동을 해야 하는 것이다.

대표적인 하체 운동

앉았다 일어나는 스쿼트, 계단 오르기 동작과 비슷한 런지, 힙힌지, 힙브릿지, 누워서 자전거 타기, 가위차기, 사이드 킥 등이 대표적인 하체 운동이다. 이 중 스쿼트와 런지처럼 서서 무릎을 구부렸다 펴는 하체 운동은 관절 통증 때문에 힘들 수 있어서 주의

해야 한다. 가위차기와 힙브릿지도 허리 통증을 일으킬 수 있기 때문에 시험 삼아 10~20회 정도 해 보면서 몸의 느낌을 살핀 뒤에 한다. 힙브릿지를 할 때는 무릎 사이에 요가 블록을 끼고 하면 허벅지 안쪽 근육도 같이 운동이 된다. 허벅지 바깥쪽과 엉덩이 근육을 같이 운동하고 싶다면 고리형 밴드를 무릎에 두르고 한다. 복근과 허벅지 근육까지 단련하는 리버스 크런치도 하체 단련에 자주 이용되는 운동이다. 폼롤러에 누워서 하면 평형성과 코어 안정성도 함께 키울 수 있다. 단, 허리에 무리를 주지 않는 방식으로 한다.

수술 후 재활 운동을 할 경우에는 그룹 운동으로 시작하기보다는 운동 지도 관련 국가 자격증이 있는 트레이너, 건강운동관리사, 물리치료사에게 PT를 받는 편이 안전하다. 그룹 운동을 해도 괜찮을 정도가 되면 자신에게 알맞은 그룹 운동을 찾아본다.

여자는 체력

9. 건강하게 나이 들기

중년보다 더 건강한 노년

2012년에 처음으로 지역의 노인복지관에서 어르신들과 운동 수업을 하던 때를 생각하면 지금도 멋쩍고 부끄럽다. 그때 나는 거의 책과 논문으로만 노년 대상 운동 프로그램을 접했고, 노인복지관의 할아버지와 할머니는 책에서 본 것처럼 약한 존재라고만 생각했다. '어르신들은 고혈압, 당뇨, 골다공증이 있을 테니까 위험할 만한 운동은 넣지 말아야지.' '파란 밴드는 강도가 너무 셀 수 있으니까 노란색, 빨간색 밴드를 챙겨 가자.' 노인복지관 수업을 준비하면서 노인 체육이 발달한 일본의 자료를 많이 참고했는데, 이 책들에 알츠하이머병·파킨슨병·퇴행성 질환을 앓는 허약한 노년들을 대상으로 어떻게 운동을 가르쳐야 하는지가 상세하게 적혀 있었다.

노인복지관 운동 첫날, 내 머릿속에 있던 허약한 노년이라는 편견이 와장창 깨졌다. 할머니가 아니라 '왕언니'라고 불러야 할 것 같이 젊고 건강해 보이는 분들이 콧노래로 〈내 나이가 어때서〉를 부르며 들어오셨다! '이런 분들이라면 내가 프로그램을 아예 잘못 준비했다.' 역시나 어르신들이 몇 가지 동작을 시시하게 여기고 따분해하는 게 보였다. 마치 준비했다는 듯이 다른 프로그램을 슬쩍 진행하며 첫 수업을 겨우겨우 마무리했으나 속으로는 진땀을 뺐다. 뒤늦게 안 사실은 노인복지관을 이용하는 어르신들 중에는 일하느라 바쁜 중년보다 오히려 더 건강한 분들이 많다는 것, 한 가지 수업만 듣는 분들보다 요일과 시간대별로 다양한 수업을 듣는 분들이 많다는 것이다. 내 수업 전에 이미 탁구를 신나게 치고 올라온 분도 여럿이었다. 도대체 어떤 분들이 이렇게 활기차게 지낼 수 있을까?

커뮤니티 활동과 경제력

먼저, 이분들은 다양한 취미나 종교로 만난 커뮤니티가 있다는 공통점이 있다. 같은 교회나 절에 다니거나 한 동네에서 오래 살면서 친분 있는 분들끼리 같은 운동 프로그램에 참여하는 경우가 많다. 내 수업에 오랫동안 참여한 일명 '불광동 패밀리' 할머니들은 아주 적극적이었다. 월요일·수요일에는 아쿠아로빅과 컴퓨터, 화요일·목요일에는 노래 교실과 라인댄스, 금요일에는 택견을 배우러 가고, 주말에는 종교 활동 뒤에 가족과 시간을 보내는 식으로 일주일 중 하루도 쉬는 날 없이 바쁘게 움직였다. 나이가 들수록 다른 사람들과 일상적으로 안부를 나누고, 새로운 사람을 만나 관계를 맺고, 정서적 교감을 나누는 모임을 유지하기가 쉽지 않은 걸 생각하면 참 대단한 분들이다. 이렇게 다채로운 사회적 관계를 맺고 유지하는 것은 치매를 예방하며 건강하게 나이 들고 고독하지 않은 황혼을 보내는 데 아주 중요하다. 그래서 나는 80대에도 새로운 친구를 사귀고 활발하게 사회생활을 해 나가려면 그런 만남의 기회를 어떻게 만들어 갈지 지금부터 고민해야 한다고 생각한다.

둘째, 부인할 수 없이 경제적인 여유가 있다. 복지관과 평생학습관에 있는 프로그램을 꾸준히 다양하게 이용할 수 있다는 것은 곧 그 시간에 경제활동을 비롯한 다른 일을 하지 않아도 괜찮은 생활수준을 의미한다. 자신을 위한 시간과 돈을 쓸 수 있는 분들은 주민센터, 보건소, 평생학습관, 노인복지관 등 지역의 다양한 기관에서 운영하는 프로그램을 늘 눈여겨보며 적극적으로 이용한다. 이런 기관에서 운영하는 프로그램들은 무료거나 소정의 참가비만으로 이용할 수 있어서 인기 프로그램은 참가 경쟁이 치열하다.

이런 분들과 다르게 경제적 여유가 없는 분들은 아무리 무료 프로그램이라고 해도 거기 참여할 시간에 생계를 위한 일을 해야 하기 때문에 운동을 하기 어렵다. 내가 진행하는 노인 운동 프로그램 시간에 와서 폐지를 모아 가던 할머니가 있다. 그분은 운동센터 옆 사무실에서 폐지 상자를 들고 갈 때마다 유리창 너머로 비슷한 연령대 분들이 운동하는 모습을 물끄러미 쳐다보곤 했다. 지금도 부의 양극화가 건강의 양극화로 이어지는 이런 장면을 볼 때마다 마음이 무거워진다.

느슨한 공동체의 필요성

'나이가 들어도, 혼자 살아도 다른 사람들과 취미를 공유하며 즐

겁게 살 수 있을까?'

'몸이 불편해서 혼자 병원에 가기 어려울 때 누군가 나와 동행해 줄 수 있을까?'

우리나라에서 노후 준비는 노후 자금을 모아 두는 것과 같은 뜻으로 쓰인다. 비혼이고 부모님만큼 노후 자금을 준비할 수 있을지 알 수 없는 나는 노년의 삶을 상상할 때마다 우울하고 불안감부터 올라온다. 하지만 부모님을 비롯해 60대 이상인 분들의 일상을 가만 엿보면 생활비와 부동산 못지않게 중요한 게 자기만의 취미와 사회적 관계라는 생각이 든다. 혼자 살든 가족과 살든 집 밖의 커뮤니티에서 맺는 사회적 관계가 몸과 마음의 건강을 위해 꼭 필요하다. 나이가 들수록 절, 성당, 교회 일을 일주일에 몇 번씩 열심히 하는 것이 어떻게 보면 종교적 신실과 더불어 그곳에서 만나는 사람들과 함께하는 교류, 그들로부터 받는 인정과 감사가 중요하기 때문이라는 생각이 든다. 종교 단체가 아니라도 지역이나 취향을 기반으로 한 커뮤니티가 많아진다면, 나이가 들어도 친구를 사귀며 돈이 많이 들지 않는 취미 생활을 할 수 있다는 희망에 지금처럼 불안하지는 않을 것 같다.

해외에서는 이런 사회적 요구를 바탕으로 서비스를 제공하는 기업이 있다. 영국의 'HMR 서클Heywood, Middleton & Rochdale Circle'은 식사, 가이드 산책 및 관광, 공예, 음악 공연 등 다양한 사회적 활동을 지원하는 유료 회원제 커뮤니티다. HMR 회원 중 60퍼센트가 넘는 수가 70~80대 고령자고, 대다수가 혼자 산다. 이들 중 독립적인 생활이 어려운 노인과 장애인에게는 운전, 약 챙기기, 잔디 깎기, 잠긴 방문 열어 주기같이 소소하지만 중요한 서비스를 제공한다. 같이 식사하기, 레저 스포츠 즐기기 같은 프로그램을 운영하며 혼자 사는 노인들이 새로운 관계를 맺고 즐거운 경험을 할 수 있도록 지원하는 것이다.*

한편 일본 교토의 사와노 토모에 씨가 운영하는 '느슨한 가족' 모임은 지인 50여 명과 한 달에 한두 차례 '생존 확인을 겸한' 식사 자리를 갖는다. 이들은 느슨하면서도 좋은 인간관계의 필요성에 동의하고 서로 안부를 확인하는 모임을 정기적으로 만든다. 그렇다고 셰어하우스에서 같이 살 생각은 하지 않는데, 각자 자립한 개인이 적절한 거리를 유지하는 관계를 맺고 싶다고 생각하기 때문이다.** 돌봄은 전문가에게 맡기고, 독립적인 개인들이 적당한 거리를 유지한다는 기조가 이 모임을 유지하는 힘인 듯하다.

지금까지 우리나라에서 노후 준비를 이야기할 때 경제적 면만 강조했다면 나이가 들어서도 사회적 관계를 이어 갈 방법을 고민하

* '친구 같은 커뮤니티' … 시민들 연결해 독거노인 문제 해결한다. 이로운넷 http://www.eroun.net 2019.7.22.
** http://www.hani.co.kr/arti/international/japan/888033.html#csidxcdcc31a69a6e261a80425a676f5797a 일본인들 "혼자 늙어갈 때 느슨한 인간관계가 필요해요" 2019.03.31.

는 이야기도 풍성하게 나눠 보면 좋겠다. 나이 듦과 죽음을 두렵거나 추한 것이 아니라 일상과 연결된 자연스러운 삶의 단계로 받아들이고, 그것에 대해 담담히 이야기 나눌 수 있는 자리가 많아져야 한다. 운동 커뮤니티는 정기적으로 만나 건강과 몸에 대해 이야기한다는 점에서 이런 구실을 할 수 있는 곳 중 하나다. 그래서 나이가 들었어도, 경제력이 없어도, 장애가 있어도, 혼자 살아도 자기 몸을 돌보는 운동을 할 수 있는 공간과 제도, 그 안에서 일상의 아픔과 나이 드는 과정을 나눌 수 있게 하는 프로그램이 필요하다.

부록 1: 자기방어 훈련

자기방어 훈련이라고 하면 손목 빼기 같은 호신술을 떠올리는 사람들이 많다. 하지만 자기방어는 상대가 내 손목을 잡거나 폭력을 행사하려는 위협적인 상황에서 빠르게 벗어나는 신체적, 물리적 대응 방법만 가리키지는 않는다. 무엇보다 호신술은 두세 시간 동안 훈련받아서 터득할 수 있는 기술이 결코 아니다. 실제 상황에서 몸이 반사적으로 움직이려면 훈련을 반복해야 한다. 배운 동작들을 계속 훈련할 수 없을 때 호신술 배우기는, 어떤 경우에도 빠져나갈 방법이 있다는 것을 알고 몸을 움직이는 데 흥미를 느끼는 것 이상의 의미를 갖긴 어렵다. 물론 호신술이라는 신체기술만 배우는 것도 분명 의미가 있다. 하지만 신체적 기량이 뛰어난 사람도 어떤 상황에서는 속절없이 무기력해질 수 있다. 또 정신적으로 무장되어 있다고 자부하는 사람이 자기 몸을 쓰는 방법을 모른다면 물리적 폭력 상황에 제대로 대응하지 못한다. 혼자서는 대응하기 어렵고 주변의 연대와 지지가 필요한 상황이라면 도움을 청할 사람과 기관을 평소에 알고 있는 것이 중요하다. 자기방어 훈련은 신체적인 면뿐만 아니라 사회적으로 어떤 정체성을 가지고 살아가는 사람인지 자신을 탐색하는 시간을 갖는 데서 시작한다. 여기에 (성)폭력에 대한 감수성 기르기, 위협 상황에서 비명이 아닌 고함을 지르기, 자기방어가 일상에서 끊임없이 마주치고 목격하는 차별과 혐오에 대응하는 일임을 깨닫기, 폭력 상황의 당사자나 목격자일 때 어떻게 할지를 생각하고 대응 시나리오 작성하기 등 다양한 프로그램을 포함한다. 훈련의 목표는 강사 또는 기관과 수업 형태(시간, 장소, 참가자 구성 등)에 따라 달라질 수 있는데, 신체 기술을 배우는 것만으로 자기방어의 목표를 이루기가 어렵다는 점은 분명하다. 그래서 자기방어를 연습할 때는 이론과 실전을 함께 익혀야 한다. 그렇다면 도대체 자기방어가 무엇이며 그 목표가 뭔지 궁금해질 것이다. 여기서는 '자기', '방어', '훈련', '공동체' 등 네 가지 키워드를 통해 자기방어의 개념을 구체적으로 살펴본다.

자기

자기방어 훈련은 자기 자신을 아는 것, 즉 '나는 어떤 사람인가'에서부터 시작해야 한다. 키와 덩치가 큰 사람에게 유리한 방어 기술과 그렇지 않은 사람에게 유리한 방어 기술이 다르다. 마음속에서 화가 끓어올라도 상대를 향해 얼굴 가득 부처님 미소를 지으며 이야기할 수 있는 사람과 얼굴색이 카멜레온처럼 바뀌면서 감정을 그대로 드러내는 사람은 언어 대응 기술도 다르다. 따라서 효과적으로 자기방어를 하려면 무엇보다 먼저 자기가 어떤 사람인지를 알아야 한다. 이런 뜻에서 자기방어 훈련은 곧 '자기 발견' 훈련이라고도 할 수 있다. 태권도, 유도, 합기도, 주짓수, 무에타이, 크라브마가 등 다양한 격투·무술 가운데 어떤 것이 자기방어에 최고로 적합한지 논쟁하는 일이 무의미한 이유도 여기에 있다. 상황과 사람에 따라 알맞은 신체 기술이 달라진다는 말이다. 모든 종목의 신체 기술을 섭렵한 종합 무술인이 되는 것은 불가능할뿐더러 바람직한 해결 방법도 아니다. 어떤 종목이 최고라고 단정하기보다는 어떤 종목을 수련하는 것이 '지금'의 '나'에게 최선인지를 생각해 보면 좋겠다.

자기방어 훈련에서는 먼저 내 몸과 마음의 약점과 강점을 발견하고, 약점이라고 생각하는 부분을 보완할 방법을 찾아본다. 자기 몸 발견하기가 체력 측정만을 뜻하지는 않는다. 종이와 펜을 이용해 '나의 움직임 역사 그래프 그리기'와 '몸 지도 그리기'를 하거나 아프리카댄스, 파쿠르, 암벽 등반, 역도 등 이색적인 춤과 스포츠를 배우면서 평소와 다른 방식으로 몸을 움직이는 시간을 가질 수도 있다. 또 달리기, 수영, 자전거 타기처럼 혼자 하던 익숙한 운동을 다른 참가자들과 함께 즐기면서 혼자 할 때 느끼지 못한 새로운 역동과 즐거움을 느낄 수도 있다. 이런 신체적인 훈련이 아니라도 성격 유형을 알아보는 에니어그램 워크숍, 명상, 합창 등 자기를 재발견하도록 돕는 방법은 무궁무진하다.

방어

방어는 언제 할까? 공격이 있을 때 한다. 그런데 어디까지가 공격이고, 어디까지가 폭력일까? 또 이런 것들을 판단하는 기준은 뭘까? 가장 정확한 기준은 내 안의 '직감'이다. '내가 너무 예민한가?' 하고 스스로 의심하다 위기 상황에 빠지기보다는 예민하든 말든 뭔가 이상하다고 느꼈다면 빨리 그 상황에서 벗어나는 편이 더 현명하다. 『소녀, 설치고 말하고 생각하라』에서 여성주의 자기방어 훈련 강사 문미정은 '자기감정을 믿는다는 것은 방어의 시작이고, 위험 경보에 대한 반응'(134쪽)이라고 했다. 『여성범죄 전담 형사가 들려주는 미친놈들에게 당하지 않고 살아남는 법』을 쓴 이희림 경찰관도 누구나 범죄 상황을 처음 맞닥뜨리면 순간적으로 방향성을 잃고 '불안'을 느끼지만 이 '불안'이라는 감정 덕분에 위험의 원인이 무엇인지 살피고, 다음 행동을 선택할 수 있다고 말한다(44~45쪽). 그러니 '설마 아닐 거야.' 하고 애써 자기 안의 경보를 무시하지는 말자.

침해이자 공격이라고 인식했다면, 그다음에는 어떻게 방어할지를 판단한다. 방어(또는 대응)의 시작은 명확한 상황 판단이다. '환경', '공격자', '자기 자신' 등 세 가지가 상황 판단의 주요 요소로 꼽힌다.* '환경'은 상황이 발생한 지점의 환경을 뜻한다. 사람들이 많이 다니는 길거리, 어두컴컴한 지하 주차장, 사무실, 등산로 등 예측하지 못한 공간에서 폭력 상황에 처할 수 있다. 어떤 공간에 있든 '탈출로, 주위에 있는 사람들, 장애물, 보호 장비나 무기로 사용할 수 있는 물건' 등을 먼저 살핀다. 그리고 '공격자'의 '신원, 근접도, 신체적 조건, 감정 상태, 말투, 복장, 무기 소지 여부, 바라는 것, 나와의 관계' 등을 고려한다. 마지막으로 '자기 자신'의 '현재 컨디션, 신체 기술, 대응 수단, 감정 상태' 등을 '환경', '공격자' 정보와 함께 종합적으로 판단해 어떻게 행동할지를 결정한다.

위협 상황에서 선택할 수 있는 행동은 크게 '즉각적 후퇴', '긴장

---

* 조안 M. 넬슨, 김창우 옮김, 『호신술 지도자를 위한 호신술 지도서』, 대한미디어, 2003, 26~27쪽.

감소', '단호한 주장 및 대항' 등 세 가지로 나눌 수 있다. 즉각적 후퇴는 그 자리를 빠르게 벗어나는 것으로 대부분의 공격 상황에서 부상이나 피해를 피할 수 있는 가장 좋은 방법이다. 긴장 감소는 신체적 공격 가능성을 낮추기 위해 흥분한 공격자와 신속하게 유대감과 친밀감을 만드는 것을 목표로 하고, 침착하게 안전을 위한 자세를 취하며 당당하고 자신 있는 태도를 보이는 '비언어적 원리'와 의연한 목소리로 감정의 고조를 피하며 대화를 시도하는 '언어적 원리'가 있다. 단, 때로는 이런 긴장 감소 기술을 적용하기보다는 단호하게 대항하거나 도망치는 것이 더 효과적일 수도 있음을 기억해야 한다. 사람들이 자기방어 훈련이라는 말에 떠올리는 호신술은 이런 예방 전략이 다 무효하고 신체적 공격이 시작되었을 때 쓰는 최후의 수단이다.

훈련

훈련은 곧 '반복, 반복, 반복'이다. 반복 없이는 새로운 자세와 움직임을 몸에 새길 수 없다. 무술인이자 철학가였던 이소룡(리샤오룽)은 1만 가지의 발차기를 한 번씩 연습한 상대는 두렵지 않지만 한 가지 발차기만 1만 번 반복 연습한 상대를 만나는 것은 두렵다는 말을 했다고 한다. 자기방어 훈련 수업에서 주짓수부터 무에타이 기술까지 이것저것 배워도 그게 곧바로 써먹을 수 있는 내 기술이 되진 않는다. 자기방어 훈련에서 여러 기술을 배우며 각 종목의 장단점과 특징을 알았다면, 나와 잘 맞고 해 보고 싶은 종목을 배울 수 있는 체육관에 찾아가서 흰 띠 단계부터 차근차근 시작해야 내 기술이 될 수 있다.

자기방어 훈련에서 훈련은 발차기 같은 격투 기술만을 의미하지는 않는다. 지하철에서 나를 불쾌하게 보는 사람의 눈을 똑바로 보는 것, 누군가의 부탁을 정중하면서도 명확하게 거절하는 법부터 평소 앉거나 걸을 때의 바른 자세를 익히는 것까지 여러 차원의 훈련을 가리킨다. 예를 들어, 자기방어 훈련에서 중요하게 다루는 태도 가운데 '태세 갖추기'라는 것이 있다. 태세란, 자기를 방어하는 가장 첫 번째 태도이자 기운이다. 약해 보이는 사람은 공격자의 표적이 되기 마련이다. 따라서 아무도 나를 함부로 대하지 못하도록 자신감 있고 당당한 기운을 눈빛, 자세, 걸음걸이에서 보일 필요가 있다. 그런데 눈빛이든 자세든 걸음걸이든 한 번에 바꾸기는 어렵다. 등과 가슴을 똑바로 펴고 정면을 바라본 채 앞을 향해 단단하게 내딛는 발걸음이 몸에 밸 때까지 자주 인식하며 연습해야 하고, 이런 반복 훈련을 통해 진정 내 안에 자신감이 솟아야 눈빛이 달라진다. 버스 옆자리에서 시끄럽게 떠드는 사람에게 "조용히 해 주시겠어요?"라고 말하는 것이 어떤 사람에게는 여러 번 연습 끝에 가까스로 만들어 낸 큰 변화일 수 있다. 분노를 표현하고, 갈등을 피하지 않고 직면하려는 노력도 훈련이 필요한 영역이다. 길거리에서 만난 공격자가 나에게 폭력을 행사하지 못할 만큼 멀리 떨어지는 물리적 거리 설정과 이미 알고 지내는 사람이나 집단과 적절히 사이를 두는 심리적 거리 설정도 자기방어를 위한 경계 설정으로서 지속적으로 훈련할 필요가 있다.

자기방어 훈련 참가자들끼리 이런 훈련을 이어 갈 수 있도록 서로 돕는 후속 모임이 만들어진다면 더욱 좋다. 자기방어 훈련을 정기적으로 하는 운동 센터가 모임의 거점이 되어 준다면 당연히 지속 가능성도 훨씬 높아진다.

공동체

여기서 말하는 공동체는 내가 사는 물리적 지역 공동체 그리고 나와 삶의 지향이 비슷한 정서적 지지 집단 및 혈연에 기초한 가족을 모두 포함한다. 폭력 상황을 포함해 살면서 부딪치는 모든 문제를 혼자 해결하면서 살 수는 없고 지지 집단에서 얻는 유대감과 소속감이 일상을 살아가는 데 정서적 버팀목이 되어 주기 때문에, 공동체는 누구에게나 꼭 필요하다. 부분들이 서로 연결되어 있는 유기체인 우리 몸이 언제나 부분이 아니라 전체로 움직인다는 점을 기억하자. 예를 들어, 앉았다가 일어나는 단순한 움직임만 해도, 무릎을 펴는 허벅지 앞쪽 근육이 힘을 못 쓰고 있다면 엉덩이 근육이 고관절을 뒤에서 당겨 무릎이 펴지도록 돕는다. 또 발목이 충분히 구부러지지 않아서 앉을 때 몸이 휘청인다면, 우리 몸은 반사적으로 상체를 숙이며 균형을 잡아 넘어지지 않는다. 이렇게 여러 근육과 관절이 서로 바통을 주고받듯 돕는 우리 몸처럼 안전하고 건강하게 살려면 내가 휘청일 때 손을 잡아 줄 협력근 같은 공동체가 필요하다. 건강과 마찬가지로 안전도 나 홀로 지키지는 못한다. 집 현관에 설치한 CCTV는 밤늦게 문을 두들기는 취객을 쫓아내지 못하고, 경찰에 신고한 뒤에도 무서움에 떠는 나를 찾아와 도닥이거나 안전하게 쉴 곳을 마련해 주지도 못한다.

결국 평소에 신뢰 관계를 쌓아 온 사람만이 내가 어려움에 처했을 때 기꺼이 손을 내밀어 도움을 줄 수 있다. 내가 사는 동네에 믿을 만한 거점들이 있는지도 중요하다. 몸에 난 상처만 치료하는 병원이 아니라 그 상처를 유심히 보고 가정폭력 상황을 인지해 대응 방법을 함께 고민해 주는 의료인이 있는 병원, 지역의 인권 센터와 협력해 학생들이 자기방어 훈련을 접할 수 있도록 하는 학교, 인권 감수성을 키우는 교육을 제공하는 도서관과 복지관이 집 가까이 있다면 좀 더 안심하고 살아갈 것이다.

이렇게 자기를 발견하는 것에서 시작해 이웃과 공동체로 관심을 확장하며, 위협 상황을 마주했을 때 무의식적으로 반응하기보다는 전략적으로 대응하고, 주변 사람들과 연대하는 노력을 시작할 수 있게 하는 측면에서 자기방어 훈련은 성별, 성 정체성, 장애, 연령, 국적에 상관없이 모두에게 필요한 교육이다.

부록 2: 운동별 특징

운동	특징	팁
크로스핏	• 역도와 체조를 비롯해 다양한 동작을 결합시킨 고강도 기능성 트레이닝이다. • 열 가지 핵심 체력을 중점적으로 단련한다. • 어떤 도전적인 상황에서도 신체적 과제를 수행해 낼 수 있도록 매일 다른 체력 요소를 요구하는 훈련이다. • 달리기, 여러 가지 맨몸 근력 운동, 로잉(노 젓기), 역도, 무거운 공 던지기, 줄넘기, 물구나무서기, 자전거 에르고미터, 케틀벨 스윙, 철봉 운동 등을 한다.	• 난이도를 조절할 수 있으나 기본적으로 고강도 운동이다. • 수강료뿐만 아니라 각종 보호대, 의류, 신발을 구매하는 비용도 생각해야 한다. • 근골격계 질환과 통증이 있거나 40대 이상인 운동 초보자는 코치와 상의해 운동 강도를 조절한다.
필라테스	• 조셉 필라테스가 고안했으며 '조절학'이라는 운동법으로 시작되었다. • 기구나 소도구 사용 여부에 따라 기구 필라테스, 소도구 필라테스, 매트 필라테스로 나뉜다. • 신체의 가장 중심부인 파워하우스(척추를 둘러싼 복부, 등, 엉덩이)를 통해 몸을 조절하고 근력을 향상한다. • 호흡, 중심, 집중, 조절, 정확성, 흐름 등 여섯 가지 기본 원리에 따라 진행한다.	• 필라테스 센터는 요즘 어디를 가도 많이 찾아볼 수 있으니 위치, 시설, 가격을 비교해서 고른다. • 1회 체험 수업을 받으면 강사가 내 몸을 어떻게 이해하는지 알 수 있다. 정신적, 신체적으로 믿을 수 있다면 운동하기에 충분한 곳일 것이다. • 세션의 빈도와 지속 시간은 현재의 체력, 기술, 건강, 일정 등 많은 원인의 영향을 받는다. 시작할 때는 20~60분 지속하는 운동을 매주 2~3회 하는 것을 권장한다. 능숙해지면 운동의 지속 시간을 최대 90분까지 늘리고 빈도를 높여도 된다. • 시간 여유가 없어도 세션을 전혀 하지 않기보다는 짧게라도 지속하는 것이 중요하다.

타격기	• 복싱, 태권도, 택견, 무에타이, 검도 등. • 손과 발, 도구 등을 이용해서 상대를 치고 때리는 기술 연마. • 방어술보다 공격술. • 택견과 태권도는 주로 발기술을 쓰고 가드(방어)에 취약하다. • 복싱은 체급이 승패에 영향을 미친다. • 무에타이는 엘보, 니킥같이 위력적인 타격기를 구사한다. • 속근(fast muscle)을 주로 쓰면서 단련한다.	• '발보다 주먹이 빠르다!' 가볍고 화려한 발차기는 영화에서만 통하므로 실전성을 중시한다면 복싱이나 무에타이를 배우는 것이 좋다. • 태권도장은 성인반이 없는 경우가 많으므로 등록 전에 성인반 유무와 수업 인원 등을 확인하자. • 태권도는 승급·승단 체계가 견고하고, 유단자는 직종에 따라 채용 가산점이 있다.
유술기	• 유도, 합기도, 아이키도 등. • 공격술과 방어술 모두 연마. • 공격술은 크게 '치기, 꺾기, 조르기, 던지기'로 구성된다. • 맷집과 근력 향상에 도움이 되는 동작이 많다. • 낙법을 연마한다.	• 합기도는 분파가 다양하고, 도장에 따라 무기술·낙법 또는 발차기·호신술 등 수업의 초점을 두는 내용상 차이가 커서 자신이 익히고 싶은 기술 중심으로 수업하는 곳을 찾아가야 한다. • 합기도는 다른 분파의 단증과 경력을 인정하지 않는 경우가 많다.
관절기 (그라운드)	• 주짓수, 그라운드 레슬링 등. • 유술기에 포함된다고 볼 수 있다. • 지구력과 순발력이 동시에 필요하다. • 매트 바닥에서 수련한다. • 앉거나 누운 상태에서 쓰는 다양한 방어 기술을 연마한다.	• 체구가 작고 힘이 세지 않아도 기술을 잘 익히면 남을 제압할 수 있는 가능성이 다른 무예보다 높다. • 상대와 밀착 진행하는 수련으로, 타인과 접촉하는 것이 불편한 사람은 수련이 어려울 수 있다. • 좁고 제한된 공간에서는 상대를 완전히 무력화할 수 있을 만큼 강력하다. • 구르기, 동물처럼 걷기 등 드릴(기술 향상을 위한 반복 훈련)을 통해 평소에 쓰기 힘든 근육을 단련할 수 있다.

공통 팁	• 어떤 운동이든 등록 전 1회 체험 수업을 활용하면 실패 위험을 줄일 수 있다.
	• 근골격계 질환이 있거나 관절이 약한 사람은 치료적 운동을 먼저 하고 나서 격투기를 배우는 것이 안전하다.
	• 고도비만이거나 저체중인 사람은 일정한 다이어트 후에 격투기를 배우는 것이 좋고, 만일 바로 배운다면 미리 코치와 상의해야 한다.
	• 제대로 기술을 익히려면 일주일에 적어도 두세 번씩 3년 이상 수련하는 것을 목표로, 접근성이 좋고 오래 다닐 수 있는 체육관을 선택하자.
	• 체육관 최고 지도자(관장)의 수업 진행 여부와 사범이 있는 경우 관련 분야의 지도자 자격증 보유 여부 등을 확인한다. 관장이 수업을 진행하지 않고 체육관에서 자주 볼 수 없다면 수강생부터 시설까지 관리와 운영이 원활하지 않을 수 있다.
	• 복싱·태권도·유도·레슬링은 대중적인 스포츠로서 승패의 원칙이 정해져 있고, 체육관에 선수가 많거나 지도자가 선수 출신일 경우 시합에서 점수 획득을 목적으로 하는 수련의 성격이 클 수 있다.

여자는 체력

**근육운동부터 자기방어까지
운동 코치 박은지의 내 몸 단련법**

초판 1쇄 발행 2019년 10월 18일
초판 4쇄 발행 2022년 10월 28일

지은이 | 박은지
교정 | 김정민
디자인 | 여상우
삽화 | 이봄(instagram.com/2bom.do)

펴낸이 | 박숙희
펴낸곳 | 메멘토
신고 | 2012년 2월 8일 제25100-2012-32호
주소 | 서울시 은평구 연서로26길 9-3(대조동), 301호
전화 | 070-8256-1543 팩스 | 0505-330-1543
이메일 | mementopub@gmail.com

ⓒ박은지
ISBN 978-89-98614-72-0 (03510)

이 도서의 국립중앙도서관 출판예정도서목록(CIP)은 서지정보유통지원시스템
홈페이지(http://seoji.nl.go.kr)와 국가자료종합목록 구축시스템(http://kolis-net.nl.go.kr)에서
이용하실 수 있습니다. (CIP제어번호 : CIP2019039359)

잘못된 책은 구입하신 서점에서 바꿔 드립니다. 책값은 뒤표지에 있습니다.